MÉMOIRE

SUR LE

TRAITEMENT SANS MERCURE,

EMPLOYÉ AU VAL-DE-GRACE.

Boisseau. Pyrétologie physiologique, ou Traité des fièvres considérées dans l'esprit de la nouvelle doctrine médicale; 3e édition considérablement augmentée. *Paris*, 1826, 1 fort volume in-8°. 9 fr.

— Nosographie organique. *Paris*, 1828, 3 vol. in-8°.

Londe. Nouveaux Elémens d'hygiène. *Paris*, 1827, 2 vol. in-8°. 12 fr.

Monfalcon. Précis de bibliographie médicale, contenant l'indication et la classification des ouvrages les meilleurs, les plus utiles, la description des livres de luxe et des éditions rares. *Paris*, 1827, 1 fort vol. in-18, pap. vél. 6 fr. 50.

Rayer. Traité théorique et pratique des maladies de la peau, fondé sur de nouvelles recherches d'anatomie et de physiologie pathologiques, *Paris*, 1826-1827, 2 vol. in-8°, et atlas de 10 planches coloriées avec soin, offrant plus de 60 variétés de maladies de la peau. 27 fr.

Roche. De la Nouvelle doctrine médicale, considérée sous le rapport des théories et de la mortalité, discussion entre MM. Roche, Miquel et Bousquet, publiée par L. Ch. Roche. *Paris*, 1827, in-8°. fr.

MEMOIRE

SUR LE

TRAITEMENT SANS MERCURE,

EMPLOYÉ A L'HÔPITAL MILITAIRE D'INSTRUCTION

DU VAL-DE-GRACE,

CONTRE LES MALADIES VÉNÉRIENNES, PRIMITIVES ET SECONDAIRES, ET CONTRE LES AFFECTIONS MERCURIELLES ; PRÉCÉDÉ DE REMARQUES PRATIQUES, ET DE L'EXPOSITION D'UNE NOUVELLE DOCTRINE DES MALADIES SYPHILITIQUES ;

PAR H.-M.-J. DESRUELLES,

Docteur en médecine, Chirurgien aide-major chargé de la direction du service des Vénériens à l'Hôpital militaire du Val-de-Grâce, membre de la Société médicale d'émulation, de la Société des sciences et arts de Lille, de celles de Metz, de Rennes.

PARIS,

CHEZ J.-B. BAILLIÈRE, LIBRAIRE,

RUE DE L'ÉCOLE DE MÉDECINE, Nº 13 bis.

A LONDRES, MÊME MAISON,

3 Bedford street, bedfort square.

A BRUXELLES, AU DÉPÔT DE LA LIBRAIRIE MÉDICALE FRANÇAISE

1827.

IMPRIMERIE DE C. THUAU,
RUE DU CLOÎTRE S.-BENOÎT N.4.

MÉMOIRE

SUR LE

TRAITEMENT SANS MERCURE,

EMPLOYÉ AU VAL-DE-GRACE.

———

J'ai annoncé dans mon *Traité de la coqueluche*, publié au mois d'avril dernier, que je m'occupais à rassembler les observations que j'avais recueillies sur les maladies vénériennes, depuis le 16 avril 1825, époque à laquelle je fus chargé de la direction du service des Vénériens, à l'Hôpital militaire du Val-de-Grâce. J'ai annoncé aussi que je ferais connaître les motifs qui m'avaient engagé à renoncer à l'emploi des médicamens mercuriaux. Ce travail devait être imprimé à la suite de la note que j'ai écrite sur la nouvelle méthode que j'emploie au Val-de-Grâce, dans le traitement des maladies vénériennes, et que le Conseil de santé des armées du roi a insérée dans le *Recueil des mémoires de médecine, de chirurgie*

1

et de pharmacie militaires (1) : mais il n'a pas été achevé assez à temps pour trouver place dans le vingt-troisième volume de ce recueil. Son insertion sera faite dans le vingt-quatrième volume.

Si je ne consultais que mon avantage particulier, je rendrais public, dès aujourd'hui, ce travail; mais des raisons qu'il n'est pas nécessaire que je rapporte me font un devoir de le consigner dans le *Recueil des mémoires de médecine, de chirurgie et de pharmacie militaires.* Toutefois, comme cette publication est encore éloignée, il se pourrait que des médecins, dont les intentions seraient d'ailleurs louables, s'appropriassent mes idées en croyant publier les leurs. Ce motif, et le désir que j'ai d'ajouter plusieurs faits, qui sans doute seront utiles aux praticiens, m'engagent à offrir, par avance, quelques remarques pratiques que mes observations m'ont mis à même de faire, et à exposer en peu de mots les idées théoriques qui me guident dans l'appli-

(1) Note sur la nouvelle méthode de traiter les maladies vénériennes. Voy. *Recueil des mémoires de médecine, de chirurgie et de pharmacie militaires,* t. 22, pag. 3o3.

cation de la méthode simple que j'ai adop-
tée. Je puis aussi, sans doute, donner une
idée de l'esprit dans lequel est rédigé mon
travail, et dire qu'il est établi sur près de
quinze cents observations que j'ai prises moi-
même avec le plus grand soin et la plus
grande exactitude, je les ai vérifiées jour par
jour avec les cahiers de visite, les rapports
des chirurgiens de garde et la feuille de notes
que je prends chaque matin au lit des malades.

Ce travail comprend toutes les observations
que j'ai recueillies au Val-de-Grâce depuis le
16 avril 1825 jusqu'au 31 juillet 1827. Je le
continue avec la même attention, et les observations que j'ai prises à compter de cette époque forment les matériaux d'un second travail qui sera exécuté sur le même plan, et
dont je publierai plus tard les résultats particuliers.

Jusqu'à présent les médecins qui ont écrit
sur les maladies vénériennes n'ont donné que
les résultats généraux de leur pratique ; ils
n'ont point fait connaître le rapport qui existait entre les succès qu'ils obtenaient et les
revers qu'ils éprouvaient en employant le traitement dont ils avaient fait choix. Lorsqu'ils

ont établi des théories ou posé des principes de thérapeutique ils ne les ont basés que sur des aperçus aproximatifs ou sur des calculs dont l'exactitude est au moins douteuse. Pour répandre plus de lumières dans cette partie importante de la science, il eût fallu, selon moi, comparer en *masse*, et par chaque symptôme, les résultats de diverses méthodes thérapeutiques; exposer *numériquement* ces différens résultats; décrire les symptômes avec la plus scrupuleuse exactitude; examiner les influences que le traitement apporte dans leur aspect, dans leur terminaison, dans la durée de leur guérison; rechercher toutes les causes, soit internes, soit externes, qui ont pu influer dans toutes ces circonstances; tenir compte des idiosyncrasies, de l'état de l'atmosphère, de la position des individus; descendre aux plus minutieux détails pour s'élever à des faits généraux, et surtout rapporter avec la même bonne foi les succès et les revers qui eussent pu être attribués à chacune desméthodes employées. Avantageusement placé pour marcher dans cette route nouvelle et vraiment expérimentale, j'ai autant que je l'ai pu profité des avantages qui m'étaient offerts. J'ai cherché à

connaître comparativement la durée propor-
tionnelle du traitement des maladies vénériennes par la méthode mercurielle et par la
méthode sans mercure, soit que j'aie soumis les
malades à un régime végétal et léger, soit que
j'aie permis l'usage d'une alimentation copieuse, substantielle et stimulante, soit enfin
que le traitement local ait été compliqué ou
irritant, nul ou antiphlogistique. Ces recherches
ont été faites *en masse* et pour chaque symptôme, simple ou compliqué; de semblables
essais comparatifs ont été faits aussi, relativement à la marche, aux terminaisons des maladies syphilitiques, en tenant compte des accidens qui se sont développés pendant la cure
et des causes auxquelles on doit les attribuer.
La fréquence relative des symptômes, les
causes qui ont déterminé cette fréquence ,
ont été établies sur des calculs exacts. L'indication des moyens que j'ai employés fait
voir les influences qu'ils ont eues dans la guérison plus ou moins prompte des maux vénériens; j'ai noté le retard que cette guérison
a éprouvée chez les hommes qui ont fait des
écarts de régime pendant le traitement simple. Enfin j'ai rassemblé , autant qu'il m'a

été possible, tous les documens propres à
éclairer une foule de questions dont je ne puis
parler maintenant et que j'examinerai par la
suite, afin de résoudre, par des calculs, des
problêmes dont la solution n'a été tentée jusqu'à ce jour que d'après de simples probabi-
lités. Mon travail comprend les symptômes
primitifs et les symptômes secondaires observés chez les hommes qui sont sortis guéris
de nos salles, et j'ai comparé ces symptômes
entre eux toutes les fois que j'ai pu le faire.

On se tromperait étrangement si l'on pen-
sait que c'est par une détermination prise d'a-
vance que j'ai cessé d'employer le mercure;
ce sont les observations que j'ai faites, les faits
nombreux que j'ai recueillis, qui m'ont enfin
déterminé à apprécier à sa juste valeur le
traitement mercuriel et à y renoncer. Bien loin
de croire le mercure sans efficacité j'y avais la
plus grande confiance : c'est après avoir fait
des essais comparatifs avec la méthode mercurielle et la méthode sans mercure, c'est après
avoir été témoin d'accidens fréquens, de récidives multipliées pendant et après le traitement mercuriel, que je me suis peu à peu dé-
pouillé des idées erronées et des préjugés que

j'avais puisés dans la lecture des ouvrages des médecins.

Je n'ai pas tardé à connaître que les pansemens simples, et dans le plus grand nombre des cas, les soins de propreté, devaient avantageusement remplacer les onguens, les poudres et les lotions irritantes, que l'emploi *mesuré* des antiphlogistiques hâtait la guérison des symptômes vénériens (1).

Aussitôt que les circonstances m'ont permis de le faire (2), le régime végétal et léger a été substitué au régime animal et stimulant, et j'ai bientôt reconnu que quelque divergentes que soient les opinions des médecins sur la

(1) J'avais déjà fait cette remarque, et j'avais pu apprécier les heureux effets du régime alimentaire, doux et léger, à l'hôpital de la garde royale, lorsqu'en 1819 M. le baron Larrey a bien voulu me confier une partie du service des vénériens, en l'absence de M. le docteur Laroche.

(2) Lorsque j'ai pris le service au Val-de-Grâce, le nombre des vénériens était de 106 ; 82 étaient atteints de symptômes primitifs et 24 de symptômes consécutifs et de maladies mercurielles. A l'exception de quelques hommes entrés depuis peu de jours, ces malades étaient soumis au traitement mercuriel, et leur régime alimentaire était essentiellement stimulant.

nature des maladies vénériennes, le régime
doit être regardé comme la base fondamentale
du traitement, soit qu'on administre le mercure, soit qu'on s'abstienne de le donner. Vi-
sitez tous les hôpitaux dans lesquels l'ancienne
méthode est employée, et vous verrez bientôt
que là où le régime animal et stimulant est
prescrit pendant le traitement mercuriel, il
cause de nombreux accidens ; on en observe
peu dans les hôpitaux où les malades qui
prennent du mercure sont soumis à un régime
végétal et léger. Cette simple observation ne
montre-t-elle pas que les accidens qu'on a attribués à l'usage du mercure sont dus en grande
partie à un régime copieux, stimulant ? On ne
peut nier sans doute que le mercure administré
sans réserve n'augmente très-souvent l'intensité
des symptômes vénériens, l'organisme étant
incessamment excité par ce médicament ; mais
ces symptômes acquièrent une gravité ef-
frayante, lorsqu'un régime stimulant vient augmenter la funeste activité du mercure : de
pareils accidens ne se présentent presque jamais dans le cas contraire. Qui croirait que le
régime végétal et léger, dont on ne peut con-
tester les effets bienfaisans, a cependant prêté,

contre le traitement simple du Val-de-Grâce, des armes à l'envie et à la malveillance! On a plaint avec un zèle trop complaisant pour n'être pas intéressé, les malades qui étaient confiés à nos soins. Cette pitié étudiée et réfléchie n'était sans doute qu'un moyen spécieux de derober à tous regards les fâcheux effets d'une méthode contraire? La note publiée dans le *Journal militaire* a dû rassurer ceux qui ont partagé les craintes de ces prétendus amis de l'humanité, qui éprouvent toujours la plus tendre sollicitude pour les uns, quand elle leur sert pour nuire à d'autres.

Les faits les plus authentiques prouvent que ce régime n'a aucun inconvénient. Les médecins qui le prescriront en reconnaîtront toute l'efficacité, quoiqu'ils soient partisans de la méthode mercurielle. Cependant, adopter le régime végétal et adoucissant, mettre la plus grande simplicité dans les pansemens, appliquer les anti-phlogistiques sur les symptômes vénériens, et continuer de donner le mercure à l'intérieur serait, selon moi, employer deux méthodes contraires. Ne serait-ce pas en même temps produire une asthénie par le régime et les pansemens simples, et stimuler l'organisme par des médicamens spéciaux ? Cette pratique, que nous avons suivie dès le début de notre carrière, ne doit-elle pas amener les médecins à renoncer au mercure ? Elle a été une des principales causes de l'abandon que nous avons fait de ce médicament.

En 1825, je pensais qu'il était nécessaire de préparer les malades à l'administration des mercuriaux, en les soumettant à un régime végétal et adoucissant, et en employant les anti-phlogistiques ; mais, pendant cette prétendue *préparation*, il est fréquemment arrivé que plusieurs symptômes disparaissaient. Les balanites, les ulcères simples, les irritations et les végétations légères à l'anus, au pénis, les pustules, les orchites, étaient de ce nombre. Je me trouvais alors dans l'alternative de laisser sortir les hommes sans leur donner de mercure, ou de les retenir de force pour leur en administrer. Les uns sortaient donc de l'hôpital sans avoir été soumis au traitement mercuriel, et les autres avaient pris de trop faibles doses de mercure pour que leur guéson me parût être assurée.

Pour obvier à cet inconvénient, je pris le parti de donner le mercure aux malades aussitôt que les symptômes tendaient à la guérison sous l'influence du traitement simple ; mais la cure devenait plus longue et plus difficile ; des accidens la traversaient fréquemment. Ces nouvelles observations me déterminèrent à faire des essais comparatifs pour chacun des symptômes : l'année 1826 fut employée à ces essais, et enfin convaincu que le mercure était inutile lorsque le traitement simple et anti-phlogistique avait été bien observé, je résolus d'en abandonner l'usage, et, depuis le 1er janvier 1827 jusqu'au jour où j'écris, aucun des malades que j'ai traités pour des symptômes primitifs ou secondaires n'a pris un *atôme* de mercure.

Nous avons cherché sans prévention depuis plus d'une année, et nous cherchons encore les cas où le mercure doit être substitué aux anti-phlogistiques : aucun ne s'est présenté. Lorsque la guérison tarde à se manifester, ou lorsqu'il survient quelques légers accidens, nous en trouvons la cause dans les écarts de régime que les malades ont faits. Avant que j'eusse acquis l'habitude de distinguer à l'aspect des symptômes si les malades s'écartaient du régime, je pensais que les ulcérations dites de Hunter exigeaient l'emploi des mercu-

riaux ; mais un assez grand nombre de faits
m'ont convaincu que j'étais dans l'erreur, et
que les ulcérations *Huntériennes* guérissent
sous l'influence des anti-phlogistiques, aussi
bien que les ulcères simples et les ulcères phagédéniques.

Jusqu'à présent on n'a peut-être pas assez
bien envisagé l'influence que le traitement général et le traitement local exercent sur la
marche et la terminaison des symptômes vénériens. On a décrit ces symptômes sans avoir
égard à ces influences, et cependant il suffit
d'observer pendant quelques mois pour être
convaincu que les différences que l'on remarque ont presque toujours leur source dans
le mode de traitement qu'on met en usage.
J'ai pensé qu'on doit faire autrement aujour-
d'hui, et qu'il serait utile de décrire comparativement les différences qu'offrent les
symptômes syphilitiques, soit qu'on administre le mercure ou qu'on ne l'emploie pas ;
qu'on prescrive le régime animal et stimulant,
ou qu'on mette en usage le régime végétal et
adoucissant ; soit enfin qu'on se serve d'onguens, d'appareils compliqués pour les pansemens, ou qu'on rejette toute espèce de médi-

camens, qu'on se borne à des lotions émollientes, et le plus souvent à des soins de
propreté seulement; ce travail, que nous ferons pour chacun des symptômes vénériens
simples ou compliqués, mettra dans tout son
jour l'importance et la justesse de l'assertion
que nous venons d'émettre; nous croyons aussi
qu'il servira à faire connaître, d'une manière exacte, le meilleur traitement qu'on peut
mettre en usage pour guérir les maladies vénériennes.

En tenant compte des influences dont nous
venons de parler, on restreindra sans doute
le nombre des espèces d'ulcères que quelques
auteurs ont tant multipliées.

D'après les observations que nous avons
faites, nous pensons qu'on peut, chez certains
individus, faire successivement prendre aux
ulcères différens aspects, et produire artifi-
ciellement, dans le même ulcère, les diverses
formes qui, presque toutes, constituent les espèces variées qu'on a décrites : irritez fortement un ulcère simple, sa base deviendra dure,
ses bords seront calleux, son fonds paraîtra
excavé; il sera grisâtre : voilà l'ulcération dite
de Hunter. Il sera d'autant plus facile de la

produire, qu'on irritera davantage les organes
intérieurs par des médicamens stimulans, ou
par de prétendus spécifiques : traitez cette ulcération par des lotions et des bains émolliens,
appliquez sur sa surface des sangsues, n'admi-
nistrez aucun médicament, soumettez l'individu à un régime végétal et léger, faites en
sorte enfin que l'organisme soit en rapport
avec la modification locale que vous voulez
obtenir, vous ne tarderez pas à voir l'ulcère
changer d'aspect; sa base s'amollira, les bords
s'affaisseront, le fond se détergera, la couenne
grisâtre disparaîtra. Si l'ulcère est peu étendu,
la cicatrice marchera des bords vers le centre ;
si au contraire l'ulcération est très-étendue, la
cicatrice se manifestera en même temps dans
différens points de la surface ; il se formera là
des noyaux isolés de cicatrices, qui marche-
ront vers la circonférence, à la rencontre de
la cicatrice déjà formée près des bords. Dans le
cas même où le fond de l'ulcère n'est pas entièrement détergé, la cicatrice n'en commence
pas moins vers les bords pour gagner le centre,
lorsqu'on panse la plaie avec des émolliens.

Le contact de plusieurs ulcérations, ou même
de surfaces enflammées entre elles, y entre-

tient l'irritation : presque tous les ulcères phagédéniques sont produits par cette cause. Lais-
sez en contact un ulcère avec un autre, si
surtout une partie de cet ulcère répond à la
couronne du gland et l'autre à la portion du
prépuce qui avoisine la couronne, vous verrez
bientôt survenir un ulcère qu'on a appelé phagédénique, parce qu'il s'étend en largeur et
en profondeur en même temps, et semble
ronger les parties où il est établi. Le fond sera
comme *gauffré*, sa couleur d'un gris noirâtre
et même verdâtre; un pus gris, quelquefois
brun, couvrira le fond de cet ulcère, et il aura
l'aspect carcinomateux : soumettez cet ulcère
au traitement simple, empêchez surtout le contact des parties, en y interposant un morceau
de linge trempé dans une décoction émolliente
ou dans le chlorure de sodium, bientôt l'ulcère
prétendu phagédénique se changera en un ulcère simple. Presque toujours le genre d'ulcères dont nous parlons se trouve derrière la
couronne du gland, de manière qu'une portion
occupe le gland, et une autre le prépuce cor-
respondant. Frappé de la fréquence de ces
ulcères dans le lieu que j'indique, j'en ai re-
cherché la cause, et je crois l'avoir trouvée,

moins peut-être dans des applications irritantes que dans le contact des portions de l'ulcère entre elles.

Cette remarque peut s'étendre à tous les tissus seulement irrités, et qui sont continuellement en contact. Dans la balanite avec phymosis naturel, l'application immédiate de la face interne du prépuce sur le gland augmente, entretient l'irritation de ces parties, et rend la guérison fort longue ; il arrive même souvent que, lorsque les soins de propreté ne sont pas observés pendant quelques jours, il se forme des fausses membranes assez épaisses, dans l'intérieur desquelles végète le réseau capillaire du prépuce et du gland. J'ai observé quelquefois dans ces circonstances, que certaines brides de ces fausses membranes s'organisent, et qu'il se forme des espèces de colonnes charnues qui s'insèrent d'une part au gland, et de l'autre à la face interne du prépuce : j'ai vu dans un cas une de ces colonnes qui était de la grosseur d'une plume de corbeau, et j'ai été obligé de l'inciser après avoir fait l'opération du phymosis. Il est sorti une assez grande quantité de sang des vaisseaux de cette bride, et le malade m'a assuré qu'elle n'existait pas avant qu'il eût contracté la syphilis. Le plus souvent, on remarque des adhérences entre la couronne du gland et la portion interne du prépuce qui y correspond, de manière qu'en tout ou en partie le contour de la base du gland est de niveau avec le prépuce lorsqu'on retire fortement celui-ci en arrière.

Les accidens dont je viens de parler ne se manifestent jamais sans une inflammation plus ou moins vive des membranes du prépuce ; maladie que je propose d'appeler *posthite* (1), pour la distinguer de la balanite.

Le contact du prépuce et du gland irrités, s'il est prolongé et si l'ouverture du prépuce est assez large pour que le pus sorte librement et entraîne les débris des fausses membranes dont j'ai parlé, produit un autre genre d'accident fort remarquable : ou le prépuce ou le gland, ou tous deux à la fois, acquièrent une dureté considérable, comme s'il s'était développé dans l'une et dans l'autre partie une substance cartilagineuse ; elle est dure, solide, elle crie sous le bistouri ; incisée, elle a l'aspect d'un tissu fibreux et lardacé.

(1) De ποσθη, prépuce.

Dans le cas où le contact du prépuce et du gland irrités coexiste avec des ulcérations de la base du gland, ces ulcérations deviennent phagédéniques ou gangréneuses, et le sphacèle peut dévorer tout le prépuce ou une grande partie de cet organe. Les sangsues appliquées localement, pourraient amener d'effroyables désordres, en augmentant considérablement le gonflement inflammatoire, et en déterminant la gangrène des parties. Il faut calmer l'irritation par des moyens généraux, par la diète, la saignée générale, et lorsqu'elle est apaisée, il faut faire l'opération du phymosis pour empêcher le contact des surfaces irritées ou ulcérées; découvrir toutes les parties, et mettre en usage les soins de propreté et les autres moyens que les accidens indiquent. Dans quelques circonstances, on remarque sur la partie moyenne et supérieure du pénis, un cordon dur et arrondi, non adhérent à la verge, qui suit le trajet des vaisseaux dorsaux de cet organe : c'est une véritable phlébite. Ce phénomène est semblable à celui que l'on observe lorsque les ganglions lymphatiques de l'aisselle ou de l'aine se gonflent, deviennent douloureux, par l'effet d'une irritation située aux extrémités de ces membres. Dans les cas dont nous parlons, il se forme des abcès sur la face dorsale de la verge et vers le pubis. Ceux qui ont lieu sur le trajet de l'urètre sont très-rares et peu considérables.

Il est aisé de voir, d'après ce que nous avons dit, qu'on a trop multiplié les espèces d'ulcères : elles n'existent pas réellement. Les formes diverses que revêtent les ulcérations ne dépendent point d'une différence dans la nature de chacun d'eux, mais de la prédisposition des individus avant le coït, des irritations viscérales qui se sont manifestées après cet acte, des influences morales que la syphilis a déterminées, des soins que l'individu a donnés aux symptômes dont il était atteint, des moyens locaux qu'il a employés, du régime qu'il a suivi, des médicamens internes dont il a fait usage, du temps qui s'est écoulé depuis la contagion, de la saison, de l'état de la température, du siége des ulcérations, des tissus qu'elles ont envahis.

Lorsque l'on compare les ulcérations vénériennes des parties génitales avec celles qui ont une autre cause que le coït infectant, il est impossible de distinguer les unes des autres

par des caractères vraiment remarquables, surtout s'il s'est déjà écoulé quelques jours depuis que l'ulcération est formée; j'ai vu des
ulcérations produites par de l'amadou enflammé, par des cantharides, par des caustiques
et même par un morceau de charpie laissé pendant quelques jours entre le gland et le prépuce, offrir au bout de huit ou dix jours tous
les caractères des ulcérations vénériennes. La
ressemblance était si parfaite, que plusieurs
médecins de Paris, à qui je les ai montrées,
les avaient prises pour des ulcérations produites par le coït, et nous serions restés dans
cette erreur, si les malades eux-mêmes ne nous
avaient fait l'aveu de la supercherie qu'ils
avaient employée.

Il est donc impossible d'admettre qu'il existe
des variétés d'ulcérations qui proviennent
d'une nature spéciale de l'irritation; il nous
paraît démontré que toutes ces différentes variétés tiennent aux causes et aux circonstances
que nous avons rappelées.

On conçoit bien que tout ce qui précède
n'est applicable qu'aux ulcères primitifs; nous
n'avons pas voulu parler de ceux qui envahis-

sent les aines à la suite d'*adénites* (1) mal traitées, des ulcères serpigineux qui sont si souvent le résultat de la stimulation mercurielle,
des aphthes qui reconnaissent la même cause,
des ulcérations du palais, des amygdales, du
pharynx, de l'anus, qui se manifestent après
un ou plusieurs traitemens mercuriels : cependant, si ces ulcérations offrent quelques caractères distinctifs, ne doit-on pas les rapporter
aux causes d'où ils proviennent et à la différence des tissus qu'ils affectent.

D'après les observations que j'ai faites, les
ulcères du pénis viennent immédiatement après
les urétrites, dans l'ordre de fréquence des
symptômes primitifs. Voici l'ordre de fréquence
qu'ils affectent relativement à leur siége. 1.° Der-

(1) Le mot de *bubon* a été jusqu'ici employé pour
désigner une tumeur qui se manifeste dans l'aine, à
la suite de l'infection vénérienne, et qui est déterminée
par l'irritation des ganglions lymphatiques et du tissu
cellulaire environnant; mais cette appellation est im-
propre lorsqu'elle est employée pour des tumeurs semblables qui se manifestent aux aisselles, au jarret, à
la base de la mâchoire. Nous proposons de désigner ce
symptôme sous le nom d'adénite, de αδήν, glande, et
d'ajouter les épithètes d'inguinale, d'axillaire, de sous-
maxillaire, pour en marquer le siége.

rière la couronne du gland, 2° à la face interne du prépuce, 3° au frein, 4° au méat urinaire, 5° sur la verge. Je ne parle pas de ceux qui s'observent au pourtour du prépuce, parce qu'ils sont plus ou moins fréquens suivant la forme et le degré d'ouverture de cette duplicature de la peau de la verge.

Derrière la couronne du gland, ils sont creux, arrondis, souvent nombreux; sur le gland, ils sont peu profonds, peu étendus, rarement multipliés; au frein, ils sont le plus souvent situés dans l'épaisseur même de cette bride, qu'ils partagent perpendiculairement en deux portions, l'une qui correspond au gland, et l'autre qui en reste isolée. Celle-ci se rompt, ou on est obligé de la couper. Sur la face interne du prépuce, ils sont assez larges mais superficiels, à moins qu'ils ne deviennent phagédéniques; sur le prépuce externe, ils sont larges, arrondis, et presque de niveau avec le reste de la peau, quand ils ne sont pas irrités. A l'ouverture du prépuce, ils sont petits, multipliés, assez excavés et arrondis, ou bien ils forment des fissures très-profondes. Quand la matière d'une urétrite les baigne, ils deviennent pustuleux. Ces différens caractères

tiennent, comme on le voit, au siége des ulcérations, et non à une nature particulière de
l'irritation qui les a fait naître.

Relativement à la guérison des ulcères, nous
pouvons établir une progression décroissante
du temps nécessaire à leur cicatrisation, en
commençant par ceux qui exigent une période
plus considérable de jours. D'après ce que nous
avons observé, eu égard à cette circonstance,
on peut les classer de la manière suivante :
1° les ulcères du frein ; 2° ceux du méat urinaire; 3° ceux du pourtour de l'ouverture du
prépuce (les fissures surtout); 4° ceux qui sont
derrière la couronne du gland, quand le prépuce et le gland y participent; 5° ceux qui se
trouvent sur la membrane interne du prépuce
immédiatement derrière la couronne du gland;
6° ceux de la face interne du prépuce, lorsque l'ouverture préputiale permet de les découvrir; 7° ceux de la face externe du prépuce,
ceux de la verge, à l'exception des ulcères
superficiels qui se recouvrent d'une pellicule
à chaque pansement.

Les ulcérations sont plus fréquentes en été
et au printemps qu'en automne et en hyver,
c'est le contraire relativement aux adénites.

Je n'ai pas observé qu'il y eût un rapport constant entre la fréquence des adénites d'un côté et les ulcérations du pénis du même côté.

On s'est imaginé qu'en employant largement les anti-phlogistiques il était facile d'obtenir la résolution des adénites inguinales qui sont si fréquentes à la suite de l'infection vénérienne : c'est une erreur grave, et nous devons en signaler la cause. Elle tient à ce qu'on n'a pas étudié les adénites avec assez de soin. Nous distinguons les adénites, en adénites sus-aponévrotiques, et en adénites sous-aponévrotiques. Ces deux espèces tiennent au siége de l'irritation. La première est établie dans les ganglions lymphatiques superficiels, qui se trouvent dans le tissu lamelleux que forme le fascia superficiel de l'aine ; la deuxième, dans les ganglions lymphatiques qui, placés au-dessous de la lame aponévrotique, qui s'insère à l'arcade crurale, se trouvent dans le canal crural, ou aux parties externe et interne de ce canal. Les adénites sous-aponévrotiques peuvent encore être distinguées en sus et en sous-crurales. On peut rencontrer réunies ces différentes espèces, chez le même individu : ce cas arrive souvent,

Dans l'adéfite sous-aponévrotique, il est presque impossible d'éviter la suppuration, surtout s'il s'est déjà écoulé quelques jours depuis l'infection. Le foyer purulent se forme avec une grande rapidité, quoique la peau des aines n'ait subi aucune altération dans sa couleur. Les ganglions profonds sont irrités, et le tissu cellulaire, qui les entoure, participe à cette irritation. Le sommet de la tumeur est le siége d'une douleur que la pression développe, et qui s'accroît malgré des applications répétées de sangsues; elle tient à la tension qu'éprouvent les parties qui forment le kyste du foyer, et celles qui l'environnent. La tumeur s'arrondit; la peau qui y correspond est souvent d'un rouge brunâtre ; le point, primitivement douloureux, fait sentir aux doigts qui le presse alternativement, une fluctuation profonde, sourde, très-obscure, mais qu'on reconnaît bientôt en s'exerçant à la percevoir. Si ce foyer qui est au-dessous des fascia de l'aine n'est pas ouvert aussitôt qu'on l'a trouvé, son kyste s'aggrandit, l'aponévrose se perfore ; le pus traverse les ouvertures ou les trous qui donnent passage à des nerfs et à des petits vaisseaux ; il vient se rassembler sous la peau , s'étend au loin ; les ganglions superficiels et profonds, et le tissu cellulaire ambiant, sont profondément irrités. L'aponévrose se détruit entièrement, le foyer primitif, qui était peu considérable, devient ensuite un foyer qui occupe un grand espace en largeur et en profondeur. La peau est dénudée, elle devient d'un rouge brunâtre, s'amincit, blanchit au milieu, s'use, se perfore à son tour, et le pus s'écoule au dehors; mais cette peau enflammée s'amollit, se détruit bientôt par les progrès de l'inflammation, et un vaste ulcère est la suite des adénites sous - aponévrotiques abandonnées à elles-mêmes ou dont on a favorisé la suppuration par l'usage long-temps continué de cataplasmes émolliens. Les pansemens bien faits peuvent rétrécir cet ulcère ; mais les ganglions restent engorgés, des fistules se forment, la suppuration est intarrisable, la cure d'une longueur désespérante, surtout si des onguens sont employés, et si les médicamens qu'on appelle résolutifs sont successivement mis en usage dans l'espoir de hâter la fonte des ganglions irrités. Les mêmes accidens se manifestent lorsque l'on ouvre ces adénites avec l'instrument tranchant. Si l'ouverture est faite dans la direction du pli

de l'aine , les deux lèvres de la plaie sont continuellement en contact ; ce frottement excite
leur irritation, elles se renversent et deviennent
carcinomateuses.

On évite ces accidens fâcheux, en ouvrant
avec la potasse caustique les adénites sous-
aponévrotiques qui, par l'incurie des malades, ou par un traitement local mal dirigé,
ont formé un vaste foyer sous - dermique;
mais il faut avoir soin de poser la potasse en
travers, et non dans la direction du pli de
l'aine , l'appliquer de manière à faire une large
ouverture. En agissant ainsi, on met à décou-
vert tout le foyer et une grande partie des
ganglions; on peut alors poser des sangsues
dans l'intérieur du kyste, sur les ganglions
eux-mêmes. Cette pratique, que nous suivons
au Val-de-Grâce , abrège beaucoup la guérison. Nous avons vu fréquemment des adénites
de cette espèce, dont le foyer était très-pro-
fond, les ganglions très-volumineux et très-
nombreux, les bords décollés au loin , guérir
en très-peu de temps, seulement en les recou-
vrant de compresses trempées dans une décoction émolliente et en appliquant tous les deux
ou trois jours quelques sangsues dans l'intérieur,

et sous les sinus formés par le décollement des bords. Nous ne nous servons jamais de charpie ni d'onguens.

Lorsqu'après plusieurs applications de sang-sues, l'adénite reste douloureuse au sommet, nous avons la certitude qu'elle est sous-aponévrotique, que le foyer existe, et dès-lors nous nous abstenons de saignées locales ; nous avons reconnu qu'elles étaient inutiles, que quelquefois elles augmentaient la douleur au lieu de la calmer. Aussitôt que nous sentons de la fluctuation, nous faisons une ponction avec la lancette que nous enfonçons avec précaution, jusqu'à ce que le pus arrive. On est étonné de la quantité de suppuration qui sort par l'ouverture ; elle ne paraissait pas devoir être aussi abondante, car souvent l'adénite n'offre qu'un médiocre volume. Quand l'adénite est à la fois sus et sous-aponévrotique, la fluctuation est sensible dès les premiers jours ; on ouvre le foyer sous-dermique, une suppuration peu abondante sort, la douleur persiste, et la piqûre faite avec la lancette ne se guérit pas, elle s'élargit, s'ulcère ; une fluctuation profonde est sentie par les doigts posés près des lèvres de la plaie : on acquiert la certitude

que l'adénite était sus et sous-aponévrotique.
Il faut alors reporter la lancette dans le fond
de la plaie, et l'on trouve, à peu de profondeur, le second foyer dont la paroi externe est
seulement formée par l'aponévrose. Si cette
opération n'est pas faite de suite, cette aponévrose se perfore, la suppuration se fait lentement jour à travers ses ouvertures. Dans ce
cas l'adénite est longue à guérir; il peut survenir des accidens qu'on évite en donnant issue
au pus, aussitôt qu'on aperçoit qu'un second
foyer existe.

L'adénite sus-aponévrotique est plus arron-
die, moins volumineuse que celles dont nous
venons de parler; la peau qui la recouvre est
rouge, tendue, douloureuse et très-chaude. On
obtient facilement la résolution de cette adénite, en employant les saignées locales, les
fomentations émollientes et les bains tièdes.
On ne doit pas même désespérer de la faire résoudre quand un foyer existe déjà. Il vaut
mieux y faire une ponction avec la lancette,
aussitôt qu'il se manifeste; mais si on ne pratique pas cette ponction, il arrive quelquefois
que l'inflammation cède, la peau reprend sa
couleur naturelle; le pus, rassemblé dans le

foyer, semble être peu à peu resorbé, car la peau qui le recouvre se ride, paraît flasque, et de jour en jour moins tendue ; enfin, le foyer disparaît : il existe un point d'adhérence qui s'efface au bout de huit ou dix jours.

Si le pus se fait jour à travers une piqûre de sangsue, il s'écoule lentement et peu à la fois. Quelquefois, au lieu de pus , il sort un fluide aqueux, un peu jaunâtre , assez semblable à la sérosité qui s'épanche dans la tunique vaginale, dans une *hydrorchite* simple.

La production des adénites est favorisée par une idiosyncrasie lymphatique ; elles sont plus fréquentes chez les individus dont le tissu cellulaire est chargé de graisse, que chez ceux qui sont maigres. Nous avons déjà dit que les adénites, d'un côté, ne sont point dans un rapport constant avec les ulcérations de la verge du même côté ; nous devons ajouter qu'elles se remarquent plus fréquemment à gauche qu'à droite, qu'elles acquièrent un volume considérable chez les hommes dont le bassin est large et profond.

Elles apparaissent souvent, lorsqu'il existe des ulcères, moins souvent après une balanite simple. Elles sont rarement produites par l'uré-

trite. Le plus ordinairement, elles se manifestent quelques jours après l'apparition de ces
symptômes; rarement en même temps qu'eux,
plus rarement lorsqu'ils n'existent pas. Le froid
humide est la saison où elles se montrent plus
souvent. Plusieurs médecins pensent que les
cicatrices des adénites et des ulcères serpigineux sont inégales, tuberculeuses, et restent
brunes ou rougeâtres pendant long-temps; ils
croient même que cette forme des cicatrices
est un des caractères de la syphilis : c'est une
erreur. Les cicatrices dont nous parlons ne
présentent point cet aspect lorsqu'on ne donne
pas le mercure et qu'on n'emploie que les
émolliens pour les pansemens : elles sont unies,
blanchâtres et de niveau avec le reste de la
peau.

L'urétrite aiguë est de tous les symptômes
celui que l'on observe le plus fréquemment.
On croit avec raison, que l'inflammation commence dans la fosse naviculaire; mais je pense
que lorsque l'urétrite se présente avec un caractère très-aigu ou lorsqu'elle a duré pendant
quelque temps, la membrane muqueuse qui
correspond au bulbe est aussi irritée. Cette irritation peut même s'étendre jusqu'au col de la

vessie et affecter la prostate. J'ai vu plusieurs fois des malades éprouver tous les symptômes qui annoncent l'inflammation avec suppuration de cet organe ; cette suppuration se fait jour dans le canal de l'urètre, et est évacuée avec les urines qui sont alors purulentes ; des douleurs vives à l'anus, à la racine de la verge et dans la région hypogastrique, une tumeur sentie à travers le rectum et une altération particulière des traits de la face avec fièvre et insomnie, ne laissent aucun doute sur cette terminaison.

Il peut arriver aussi que l'inflammation de la partie bulbeuse de l'urètre s'étende à la portion membraneuse et qu'il se forme des fistules urinaires, lorsque la crevasse de l'urètre est située à la partie inférieure ; ou qu'il se développe des abcès qui viennent se manifester au pubis, lorsque la crevasse se trouve sur les parties latérales de la portion membraneuse de l'urètre. Nous venons d'observer un cas de ce genre.

Voici ce que nous avons remarqué à l'ouverture du corps d'un malade, mort six jours après son entrée à l'hôpital du Val-de-Grâce (1).

(1) Cette autopsie a été faite sous nos yeux par M. Philippe, chirurgien sous-aide à l'Hôpital militaire

La membrane muqueuse de l'estomac était pâle dans toute son étendue ; vers le bas-fond elle était détruite, et dans quelques points la membrane musculeuse avait participé à cette destruction, de manière que le péritoine seul restait. Cette désorganisation ressemblait à celle que M. Cruveilhier a désignée sous le nom de ramollissement gélatiniforme. Les intestins grêles offraient des plaques gauffrées nombreuses et très-étendues ; elles étaient ovalaires. Les gros intestins étaient sains.

La région pubienne offrait au-dessus et à gauche de l'arcade une ouverture étroite qui donnait issue à un pus sanieux et fétide. Le foyer d'où il provenait s'étendait jusqu'à la ligne blanche à trois travers de doigt de l'ombilic ; ses parois étaient épaisses, d'un gris noirâtre, il plongeait dans le petit bassin, surtout à gauche, sur les parties latérales de la vessie, à la partie postérieure du trou souspubien, et embrassait toute la portion membraneuse de l'urètre. Il y communiquait par une ouverture elliptique latéralement placée

d'instruction du Val-de-Grâce. La pièce modelée en cire, par M. Delaistre, se trouve dans le cabinet d'anatomie de cette école.

à gauche, à un pouce et demi du col de la vessie. Il n'y avait aucun rétrécissement dans le canal urétral. La fosse naviculaire était d'un rouge violacé, cette rougeur s'étendait au-delà d'un pouce; de cette partie au bulbe, la membrane muqueuse était dans l'état normal; à partir du bulbe la rougeur reparaissait moins intense, mais manifeste, et le foyer dont nous avons parlé commençait vers cette partie. Le reste de la membrane muqueuse était pâle jusqu'à la vessie; le verumontanum était gonflé, la prostate était dans son naturel.

N'est-il pas probable que cette urétrite a commencé à la fosse naviculaire et au bulbe de l'urètre, que la portion membraneuse s'est perforée par l'effet de l'inflammation, que l'urine s'est épanchée dans le tissu cellulaire, et que trouvant plus de facilité à filtrer dans le bassin, elle a déterminé une inflammation qui a formé un abcès dont le pus s'est montré au-dessus du pubis, du côté gauche? Ce foyer existait lorsque le malade est entré au Val-de-Grâce; toute la région pubienne était tendue, chaude, douloureuse; la fluctuation était manifeste. Des symptômes de gastro-entérite avaient déterminé le chirurgien en

chef de l'Hôpital de Picpus, où il était entré
pour une urétrite aiguë, à l'évacuer sur le
Val-de-Grâce. Au moment où la gastro-entérite paraissait céder aux moyens indiqués, des
symptômes cérébraux précédés d'un gonflement douloureux du membre pectoral du côté
gauche, ont terminé d'une manière funeste
cette maladie grave. L'écoulement de l'urétrite n'a point cessé pendant ces accidens et
nous n'avons remarqué ni tumeur, ni douleur
au périnée.

Il est rare qu'on puisse observer l'état de la
membrane muqueuse pendant une urétrite aiguë. Le fait que nous venons de rapporter nous
a fourni l'occasion de vérifier si les idées que
l'observation des urétrites nous a fait naître
étaient fondées. Nous pensons que dans tous
les cas, l'inflammation de la membrane muqueuse urétrale commence vers la fosse naviculaire, cette partie étant la première qui, sans
doute, reçoit l'infection. Mais lorsque l'urétrite
s'accompagne d'une vive douleur, d'érections
fréquentes, il nous semble que son siége est à la
fois à la fosse naviculaire et au bulbe. Dans quelques circonstances, cette irritation peut s'étendre et se déplacer; il est rare cependant que la

membrane muqueuse soit enflammée en même temps dans toute son étendue. Il est présumable que dans les urétrites chroniques le principal point d'irritation se trouve dans la portion bulbeuse de l'urètre : voici les raisons qui nous paraissent appuyer cette opinion. Lorsque les urétrites chroniques passent à l'état aigu, la douleur qui se fait sentir au périnée est très-vive ; les rétrécissemens sont très-fréquens au bulbe de l'urètre, et au voisinage de cette partie ; les saignées locales, répétées au périnée, comme si l'urétrite était aiguë, un régime léger et l'usage des boissons délayantes, réussissent presque toujours à détruire l'irritation et à faire cesser l'écoulement.

D'après ce que nous avons observé sur un grand nombre d'hommes atteints de rétrécissemens du canal de l'urètre, il nous a paru que la cause la plus fréquente des coarctations devait être plutôt attribuée à la longue durée et à la répétition des urétrites qu'à l'emploi méthodique des injections toniques et astringentes. Néanmoins nous ne doutons pas que les injections ne les produisent souvent lorsqu'elles sont faites avant l'entière disparition de l'irritation.

Les orchites se remarquent plus souvent à

droite qu'à gauche. Les orchites doubles sont rares. On voit souvent l'orchite se compliquer d'hydrocèle; nous proposons d'appeler *hydror-chite*, la réunion de ces deux maladies. Lorsque l'orchite est très-intense, que la peau du scrotum est rouge, tendue, très-douloureuse, la tunique vaginale participe à l'irritation. Il se forme dans ce cas des adhérences dans divers points, de manière que l'on aperçoit plusieurs collections isolées dans la tunique vaginale, ce qui devient manifeste lorsqu'on tend la peau du scrotum, comme si on voulait réunir en bas le liquide qui est épanché; on remarque alors que dans quelques parties, le scrotum paraît plissé et enfoncé. Cette obser-vation pourra sans doute éclairer les médecins sur le développement de l'hydrocèle. M. Gama pense avec raison que l'hydrocèle est presque toujours la suite d'une irritation du testicule.

Les végétations à la verge et à l'anus, symp-tôme secondaire qu'on observe si souvent après le traitement mercuriel, varient dans leur tex-ture et leurs formes, suivant le siége qu'elles oc-cupent. A l'anus, elles sont aplaties, muqueu-ses, rarement rouges et granulées. A la verge, elles ont un aspect différent : à la base du gland, rouges, sensibles, elles saignent beaucoup lorsqu'on les coupe ; volumineuses quelqnefois ; elles sont toujours profondément incisées ; elles sont composées d'une multitude de granulations rougeâtres, vasculaires, recouvertes d'un épithélium très-mince. Derrière le gland, à la face interne du prépuce, elles sont moins granulées, plus pâles, et ont une base assez large. Ces végétations sont produites par une véritable extension des vaisseaux sanguins ; c'est un espèce de tissu érectile qui se montre dans les parties où des vaisseaux abondans rampent au-dessous d'une membrane très-fine et très-vasculaire. Elles sont presque toujours la suite de balanites et d'ulcérations superficielles. J'ai souvent vu, dans les balanites anciennes, apparaître derrière le gland, des plaques d'un blanc rougeâtre qui, vues à la loupe, offraient des petits tubercules formés par des vaisseaux, et recouverts d'une pellicule délicate, à travers le tissu de laquelle se montraient des vaisseaux très-déliés.

Les végétations qu'on appelle poireaux, ne diffèrent des précédentes qu'en ce qu'elles sont recouvertes d'une production épidermique, dure, et quelquefois cornée.

Tous les symptômes qu'on appelle secondaires doivent-ils être considérés comme des symptômes vénériens ? Je ne le pense pas. L'usage du mercure a la plus grande part dans leur production. On a remarqué que le nombre et l'intensité de ces symptômes ont diminué depuis qu'on administre le mercure avec plus de réserve. Tous les malades atteints de symptômes secondaires, que j'ai observés, avaient fait un ou plusieurs traitemens mercuriels ; la gravité de leurs accidens étaient en raison des doses de mercure qu'on leur avait données, sous des formes variées. Ceux qui étaient affectés de carie des os, d'exostoses, de périostoses, de douleurs, avaient pris des doses considérables de mercure, en friction. Ceux qui étaient atteints de dartres, d'ulcères à la langue, au voile du palais, aux amygdales, au pharynx ; d'ulcères serpigineux, de pustules suppurées, de douleurs, avaient abusé du deuto-chlorure de mercure et des frictions mercurielles. Chez la plupart, ces symptômes s'étaient aggravés toutes les fois qu'on avait fait varier le mode du traitement mercuriel. Je ne parle pas des pneumonites chroniques, des cardites chroniques, des gastrites, des enté-

rites, qui sont si fréquentes à la suite de ce traitement ; je ne parle pas non plus de l'alopé-
cie, de la manie, et de cette altération si remarquable des traits de la face.

On a certainement confondu avec les symptômes secondaires de la syphilis, des maladies
produites par l'abus du mercure, et même par
l'usage méthodique de ce métal. Si le nouveau
mode de traitement est généralement adopté,
on ne tardera pas, sans doute, à voir considérablement diminuer le nombre des symptômes
appelés consécutifs, et qu'on a rangés si gratuitement parmi les maladies syphilitiques.

Nous faisons des expériences sur des chiens
avec différentes préparations mercurielles,
pour connaître les divers modes d'altération
que le mercure produit. Aux uns le mercure
est donné en frictions, aux autres il est administré (le sublimé) en liqueur. Tous sont
abondamment nourris ; ils mangent de la
soupe, de la viande et du pain. Ils sont soumis au traitement ordinaire des hôpitaux où
l'on suit encore l'ancienne méthode.

Un chien robuste, bien portant, très-agile
et très-gai, fut frictionné tous les jours avec un
gros d'onguent mercuriel double ; il commença

à saliver à la 7ᵉ friction ; la salivation fut abondante à la 12ᵉ, on n'en continua pas moins de le frictionner. Il maigrit bientôt, devint triste, la salive coula moins ; il mourrut le lendemain de la 30ᵉ friction ; il était d'une maigreur extrême. M. Cornuau, chef des travaux anatomiques de l'hôpital du Val-de-Grâce, en fit l'ouverture devant les élèves. Nous avons trouvé les altérations suivantes : les dents étaient presque toutes déchaussées, branlantes, particulièrement les incisives inférieures ; les gencives étaient ulcérées, la face interne de la bouche, le voile du palais, étaient couverts d'aphthes très-étendus, le pharynx était rouge, l'œsophage dans l'état naturel ; mais l'estomac offrait vers son bas fond, des plaques d'un rouge noir que nous avons aussi trouvées sur la membrane muqueuse des petits intestins ; les glandes salivaires et le pancréas étaient rougeâtres et parsemés d'une grande quantité de vaisseaux ; les os ne nous ont pas paru être altérés ; leur moelle était rougeâtre et très-fluide. Le cœur était flasque, les poumons dans leur état normal, et le cerveau gorgé de sang.

Tous ces organes ont été remis à M. le professeur Sérullas, pharmacien en chef du Val-de-

Grâce, qui nous a promis de les analyser pour s'assurer si elles ne contiennent pas de mercure.

Lorsque les expériences que nous ferons seront assez nombreuses pour qu'on puisse en tirer quelques inductions, nous les ferons connaître.

Les symptômes vénériens primitifs et secondaires ont certainement un cachet qui leur est propre ; mais si l'on peut, d'une manière générale, établir cette proposition, elle n'a plus la même valeur, lorsqu'on étudie les cas particuliers. On a cru et l'on croit encore, qu'il est important de décrire minutieusement les variétés que présentent les divers symptômes vénériens, et de leur assigner des caractères au moyen desquels on puisse les peindre avec exactitude. Mais a-t-on réfléchi à la difficulté d'un semblable travail, et d'ailleurs quel avantage en retirerait-on, si l'on négligeait de rapporter les prétendues espèces de ces mêmes symptômes, aux causes à l'action desquelles elles sont dues : il est aussi difficile de faire connaître toutes les variétés de quelques symptômes vénériens, en rattachant ces variétés à leurs causes respectives, que de décrire toutes les nuances que les éruptions cutanées offrent chez les enfans : néanmoins on peut, on doit même dans l'intérêt de la science, faire des efforts pour répandre quelques lumières dans ce labyrinthe obscur, où le praticien sage ne s'engagera jamais. Ce n'est pas en puisant dans les affections secondaires, qu'on parviendra à déterminer avec précision les caractères des variétés des symptômes vénériens; car qui peut assurer que les formes de ces affections ne dépendent pas, en grande partie, des moyens qu'on a employés pour combattre les symptômes primitifs? Tout ce que nous avons vu jusqu'à présent nous le fait présumer; la comparaison des affections secondaires, après le traitement mercuriel ou après le traitement sans mercure, mettra sans doute un jour au rang des vérités cette proposition que je n'exprime encore que sous une forme dubitative, parce qu'il n'est pas possible aujourd'hui d'établir cette comparaison sur une masse assez considérable de faits.

Quoique les maladies vénériennes offrent un cachet qui leur est propre, leur nature est la même pour toutes : elles sont produites par l'irritation. Ce phénomène modifie les organes contaminés de quatre manières différentes. 1° L'irritation se borne à la surface d'une mem-

brane ou d'un organe (urétrite, balanite, posthite...); 2° elle détruit plus ou moins profondément plusieurs tissus (ulcérations); 3° elle
donne lieu à des tumeurs (adénites, abcès de
la verge, des grandes lèvres, du pubis, pustules); 4° elle fait végéter les tissus organiques
(excroissances du pénis, de l'anus, dartres).
Les trois premières formes d'irritation constituent principalement les symptômes primitifs ;
la quatrième forme se remarque souvent dans
les symptômes consécutifs. Ces effets ne diffèrent pas de ceux que l'irritation ordinaire produit, et ces quatre modifications peuvent être le
résultat d'une cause qui n'est pas syphilitique.

Sous le rapport des formes qu'elles revêtent,
les maladies vénériennes n'ont donc pas un
caractère spécial. Il n'y a rien de particulier
dans la marche qu'elles tiennent, dans les terminaisons qu'elles affectent, et le traitement qui
leur convient n'est ni particulier, ni spécifique.

La nature des maladies vénériennes est une
des questions les plus importantes que l'on ait
agitées dans ces derniers temps; la solution de
cette question répandra le plus grand jour sur
les causes de ces maladies, et sur le traitement
qu'on doit employer pour les combattre. Elle

seule peut faire évanouir l'appareil mystérieux
dont on les a environnées, ouvrir les yeux
sur ce prétendu virus vénérien qui a si long-
temps exercé la plus fâcheuse influence sur les
esprits aveuglés, et déposséder le mercure de
la vertu spécifique qu'on lui a si gratuitement
attribuée. Mais, dira-t-on peut-être, puisque la
maladie vénérienne est contagieuse, puisqu'elle reparaît sous des formes diverses, après
une apparente guérison, l'irritation qui les
produit a donc un caractère spécial? Sans
doute les maladies vénériennes sont contagieuses, et elles sont sujettes à *récidiver*; mais
la contagion syphilitique est soumise à certaines conditions organiques qu'on ne retrouve
pas dans les irritations qui ne sont point vénériennes; l'orgasme des parties qui ont été ex-
posées à la contagion, le mode de vitalité de
ces parties, le caractère que les matières ex-
crétées acquièrent par leur séjour, sont autant
de causes qui agissent puissamment pour favo-
riser la contagion. Est-il nécessaire d'admettre
l'existence d'un virus pour se rendre raison de
la contagion syphilitique? La variole, la rougeole, la scarlatine, sont contagieuses, et cependant personne n'a imaginé un virus vario-

lique, morbilleux ? Pourquoi les maladies vénériennes ont-elles eu le funeste privilége d'a-
voir leur virus particulier ? Le voici : l'impos-
sibilité où l'on a été jusqu'ici d'expliquer par
la simple interprétation des phénomènes, la
transmission et la réapparition des symptômes
vénériens, a forcé les médecins à recourir à
une cause première, à un virus dont l'existence n'est prouvée que par les prétendus effets
qu'on lui a attribués. Si le virus vénérien a
dominé pendant des siècles, c'est parce que
l'on a entièrement méconnu la véritable nature des symptômes syphilitiques.

Dans tous les pays où les maladies vénériennes n'ont pas été importées, il n'est aucun
doute qu'elles n'y soient nées spontanément ;
elles s'y sont développées sous l'influence de
causes qu'il serait curieux de rechercher. Nous
voyons tous les jours la malpropreté, l'usage
de certaines boissons fermentées, l'exercice trop
souvent répété du coït, produire la balanite,
l'urétrite, des ulcères aux parties génitales. Si
ces symptômes sont irrités par le défaut des
soins de propreté, par l'amas d'une matière
rendue âcre par la chaleur et les sécrétions ha-
bituelles des organes, par un régime échauf-

fant et l'excitation anormale de l'économie, leur
intensité augmente, et ils ne tardent pas à de-
devenir contagieux. Certainement, c'est ainsi
que les symptômes vénériens se sont primitivement développés et ensuite répandus. Il serait
utile de rechercher si l'émigration des peuples
n'a pas contribué à engendrer les maladies vénériennes. Je ne suis pas éloigné de croire
que des hommes descendus des régions du
Nord, aient pu contracter des maladies vénériennes avec des femmes des pays chauds, quoique celles-ci fussent saines d'ailleurs.

L'apparition soudaine des hommes d'Eu-
rope en Amérique, lors de la découverte du
nouveau monde, les excès qu'ils y ont commis
avec les femmes des pays où ils ont abordé,
les changemens qui se sont opérés dans leur
manière de vivre, la malpropreté, ont sans
doute été les causes qui y ont fait éclater une
maladie qui, jusque là, y était restée inconnue. Le même effet peut être produit chez des
hommes qui se livrent avec excès aux plaisirs
de l'amour, dans un pays où ils ne sont pas
encore acclimatés. Il peut résulter aussi de
l'excitation trop vive des organes génitaux, de
l'influence d'une maladie ancienne de la peau,

de la disproportion qui existe entre les organes sexuels. Je pourrai citer un grand nombre d'auteurs qui sont favorables à cette opinion.

Des médecins, aussi recommandables par leur érudition que par la profondeur de leurs vues, se sont occupés à rechercher les causes de l'épidémie de Naples, et ils ont prouvé que les auteurs qui en ont tour à tour accusé les Américains, les compagnons de Colomb, les Napolitains et les Français, ont avancé une opinion aussi fausse qu'absurde ; mais il me semble qu'en tenant compte des causes auxquelles cette effroyable épidémie a été rapportée, on pourrait peut-être y jeter plus de lumières, en recherchant avec soin et exactitude, comment étaient composées les armées qui étaient au siége de Naples ; quelle était la nourriture des soldats ; quel était l'état sanitaire du pays à cette époque ; si des épidémies n'ont pas précédé celles dont nous parlons, et quelles étaient surtout les influences locales et les diverses circonstances qui ont agi sur ce rassemblement d'hommes.

Une question, non moins importante que celle dont nous venons de parler, occupe aujourd'hui tous les esprits. On se demande si,

en considérant les maladies vénériennes comme
des résultats de l'irritation, on peut établir une
théorie qui explique, d'une manière satisfaisante, comment ces maladies guérissent par
des moyens contraires? Il semble d'abord que
cette question est insoluble, qu'elle doit en-
traîner la ruine de la nouvelle méthode de
traiter la syphilis, et que les partisans de cette
méthode ne pourront jamais établir une théorie
qui puisse rapprocher et expliquer, de la même
manière, des faits et des résultats qui paraissent
si opposés. Nous allons l'essayer, ou du moins
nous allons faire connaître les idées qui nous guident dans l'application aux maladies vénériennes
récentes et anciennes, et aux affections mercurielles, de la méthode sans mercure. Nous serons
obligés d'entrer dans des détails qui pourront
paraître étrangers à notre sujet ; mais le lecteur
verra qu'ils étaient nécessaires et qu'ils se rap-
portent directement à la théorie que nous voulons exposer.

. Le développement spontané, ou sans contagion préalable, de symptômes vénériens,
sous l'influence de causes stimulantes, le mode
de contagion des maladies syphilitiques, les
symptômes qui les caractérisent, les terminai-

sons qu'elles affectent, leur guérison opérée par les antiphlogistiques, démontrent que ces maladies sont produites par l'irritation : nier cette proposition serait se refuser à l'évidence, et méconnaître les faits les plus positifs. Que cette irritation soit considérée comme spéciale, ce qui ne peut être démontré, qu'on la place dans le système lymphatique, ou dans le système capillaire sanguin, il n'en est pas moins vrai que cette irritation est le caractère fondamental de tous les symptômes vénériens. Puisqu'ils sont des résultats de l'irritation, la théorie de ces maladies ne doit pas différer de la théorie générale des affections inflammatoires. Il résulte de là, que pour se faire une idée exacte de la contagion, de l'apparition, de la marche, des terminaisons et du mode de curation de ces maladies, il faut examiner ce qui se passe dans l'organisme, avant et pendant l'inflammation d'un organe, suivre la marche de cette inflammation, et rechercher quelles sont les circonstances favorables ou contraires à la guérison.

Cette étude nous amènera naturellement à établir, 1° que la contagion des maladies vénériennes n'a lieu que lorsqu'une disposition à l'irritation existe chez les individus qui s'y sont exposés ; 2° que l'intensité et souvent la forme des symptômes est en rapport avec cette prédisposition ; 3° que les symptômes syphilitiques ne se bornent pas à modifier les parties où ils se trouvent ; mais qu'ils impriment à l'économie une modification nouvelle qui établit entre elle et la partie malade une sympathie, un rapport analogue de stimulation ; 4° que cette modification organique étant déterminée, la forme d'irritation primitive peut se répéter dans tous les points où une vive stimulation est produite ; 5° que c'est à cette modification que l'on doit rapporter le retour des symptômes primitifs après leur guérison, et l'apparition des symptômes qu'on appelle secondaires ; 6° enfin, que le traitement des maladies vénériennes, récentes et anciennes, consiste à changer la modification que l'organisme a éprouvée, et à déterminer le même effet dans les parties malades.

Cette doctrine n'est pas seulement applicable au traitement des maladies vénériennes ; elle peut aussi guider le praticien dans les indications curatives qu'offrent toutes les irritations chroniques. Elle demanderait sans doute plus

de développemens que nous ne lui en donnons
dans ce Mémoire ; mais l'exposé que nous allons en faire suffira pour prouver qu'elle a des
fondemens réels et solides.

L'inflammation d'un ou de plusieurs viscères est précédée d'une période qu'on pourrait
appeler période d'incubation : c'est ce que
les pathologistes désignent sous la dénomi-
nation de prédisposition. Avant l'application
des causes excitantes ou morbides qu'on appelle efficientes, on observe que les tissus
organiques vivent sous l'influence d'une stimulation qui touche à l'irritation ; ils sont
aptes à la contracter : elle est imminente. Jusque-là, cet état de l'organisme est encore
compatible avec la santé ; un malaise inso-
lite, une gêne passagère des fonctions, un
dérangement inaccoutumé, font prévoir qué
cet état ne peut durer, et que l'explosion soudaine d'une irritation doit en être la suite.
En effet, elle arrive aussitôt que, sous l'influence de causes qui augmentent cette stimulation anormale, des congestions et des foyers
inflammatoires se forment. Sont-ils établis,
ces foyers reçoivent, en quelque sorte, un
continuel aliment de la prédisposition mor-

bide qui a rendu possible la localisation de l'irritation. Ainsi disposés, les organes éprouvent des phénomènes variés dont le développement et l'intensité sont toujours en rapport avec le dégré de la stimulation anormale, qui a constitué la prédisposition morbide, cause première et génératrice de l'irritation ; et à son tour, la partie malade exerce ses influences dans l'organisme. Il s'établit entre les organes irrités et tous les tissus de l'économie, un échange d'excitation qui continue de se faire, jusqu'au moment où, modifié par les moyens thérapeutiques, l'organisme cesse de répondre aux excitations de la partie malade ; alors l'irritation qui s'y était fixée, étant abandonnée à elle-même, tend de plus en plus à disparaître, et finit par s'éteindre tout-à-fait.

La localisation des maladies est un effet nécessaire des mouvemens vitaux qui, dans tous les actes physiologiques, produisent à chaque instant des révulsions d'organe à organe, et des intermittences bien manifestes. On les observe dans l'état physiologique ; on les observe aussi lorsqu'une vive stimulation des tissus tend à rompre l'équilibre entre toutes les fonctions ; mais ces mouvemens cessent d'avoir lieu,

ou sont troublés aussitôt que l'irritation enva-
hit un viscère, ou qu'il se forme une vive inflammation à l'extérieur. Le désordre qui se
remarque alors annonce qu'une influence nouvelle a imprimé une nouvelle direction aux
phénomènes vitaux. Il s'établit d'abord des actes irréguliers, brusques, instantanés ; il semble que tout est ébranlé dans l'économie, et
que les parties qui la constituent se partagent la
souffrance du viscère malade ; mais de ce désordre même naît un nouvel ordre de phénomènes. Dès que tous les tissus se sont mis en
rapport d'action avec la partie malade, les
fonctions continuent de s'exécuter, et l'organisme vit sous l'empire de la modification nouvelle qu'il a reçue.

L'intensité de l'irritation locale, sa marche
plus ou moins lente vers la guérison, le trouble qu'elle produit dans l'économie, sont toujours en rapport avec la durée de la prédisposition morbide, et avec le dégré et l'étendue
qu'elle avait avant la localisation de l'irritation.
Il y a plus, c'est que la terminaison de cette
irritation dépend presque toujours aussi de ces
circonstances, dans les cas même où le traitement est approprié à la nature de la maladie.

Il ne faut pas croire que cette prédisposition s'éteint avec la localisation de l'irritation ; elle s'en accroît, au contraire, et alimentée par la souffrance locale, elle alimente celle-ci à son tour. C'est sans doute à cette seule cause, trop méconnue encore, que l'on doit rapporter les différences que l'on remarque dans la marche, les terminaisons de la même maladie observée chez différens individus ; et c'est la connaissance exacte de cette cause qui rend raison de l'opiniâtreté qu'elle a, et de l'espèce d'innocuité qu'elle présente quelquefois dans des circonstances semblables en apparence.

Il est facile de voir que cette stimulation anormale de l'économie, que nous appelons prédisposition morbide, par cela même qu'elle est propre à produire des congestions et des irritations locales, est favorable à la contagion vénérienne. C'est en effet ce qui a lieu, puisque la nature de la syphilis est inflammatoire. Si cette prédisposition est très-manifeste, le coït infectant aura un effet prompt et intense, et les symptômes vénériens qu'il déterminera seront presque toujours compliqués d'irritations viscérales, surtout si les symptômes syphilitiques sont accompagnés d'une vive douleur, ou ont fait une profonde impression sur le moral des individus qui en sont affectés. D'après les observations que nous avons faites, la stimulation anormale de l'estomac favorise la production des urétrites, des ulcérations, des pustules, des dartres, des douleurs, et l'excitation des gros intestins; celle des adénites inguinales, des irritations, des végétations à l'anus, des ulcérations de là gorge (1). Le même rapport existe pendant la durée de ces symptômes. La gastrite porte une fâcheuse iufluence sur les ulcères, la colite agit particulièrement sur les adénites inguinales.

On dit qu'une irritation peut s'étendre d'un viscère à un autre viscère, et un grand nombre de faits prouvent que ce phénomène morbide

(1) Nous avons fréquemment observé des symptômes récens et secondaires chez des individus qui avaient été guéris d'affections primitives, après un traitement mercuriel : le coït infectant, exercé dans l'état de prédisposition dont nous parlons, avait fait développer en même-temps l'une et l'autre espèce de symptômes. Nous croyons que les symptômes secondaires sont souvent produits par un coït infectant, qui n'a pas fait dévopper de symptômes primitifs chez des hommes guéris depuis peu de temps d'urétrite, de balanite, d'ulcérations, d'adénites....

parcourt quelquefois tous les tissus analogues
de l'économie. Il me semble que cette observation, qui est exacte d'ailleurs, n'a pas encore
été rapportée à sa véritable cause. Cette migra-
tion de l'irritation tient à la prédisposition morbide dont nous avons parlé. On l'observe chez
les individus dont l'organisation a été long-
temps stimulée outre mesure, ou chez ceux qui
sont affectés d'irritation chronique d'un organe;
on l'observe surtout chez les hommes atteints
de syphilis, et qui sont soumis à un traitement
mercuriel, chez ceux qui font des écarts de
régime et abusent des stimulans. Il n'est pas
rare, dans ces cas, de voir se manifester une
irritation qui va successivement affecter les ouvertures des membranes muqueuses, et se dé-
poser sur les viscères qui, à leur tour, réagis-
sent sur la peau, et donnent lieu à des pustules, à des dartres, ou à des végétations aiguës.

Lorsque cette prédisposition existe, les urétrites aigues s'accompagnent souvent de gastrite,
de gastro-entérite, de cystite; les balanites avec
phymosis, de phlébite de la verge, d'abcès au
pubis; les adénites, de colite, de diarrhée, de
constipation; les ulcérations à la gorge, de

congestions à la tête, de céphalalgie. On n'observe point de pareilles complications, lorsque l'organisme n'est pas dans ces conditions
morbides.

Nous avons vu qu'en admettant la prédisposition morbide, on peut expliquer d'une
manière satisfaisante comment, dans des circonstances semblables, et sous l'influence d'un
même traitement, des irritations se montrent
légères et cèdent facilement aux moyens employés, tandis que d'autres plus graves et plus
rapides, résistent à tous les efforts du praticien. Nous devons faire observer ici que ce
n'est pas à la cause qui a localisé l'irritation,
que l'on doit rapporter ces différences, mais
à l'état où se trouvait l'organisme avant la maladie et à celui où il est actuellement. On
n'aura donc rien fait pour la guérison, si l'on ne
parvient pas à changer cet état. Les convales-
cences seront longues, difficiles, périlleuses;
de nouvelles localisations se manifesteront,
parce que la modification morbide qui résulte
de la prédisposition et des influences de l'irritation qui existe, n'est pas entièrement détruite.

La même chose se remarque dans les maladies vénériennes, lorsque le traitement employé est contraire à la nature de la prédisposition morbide et à l'irritation extérieure dont elle a favorisé la production. De nouveaux accidens viennent successivement entraver la guérison ; des perturbations continuelles se remarquent ; de là des crises qui sont des localisations et des congestions instantanées ; de là des phénomènes d'irritation, des abcès, des adénites, des ulcérations dans la bouche, des salivations, des irritations à l'anus, des diarrhées, des sueurs copieuses, des éruptions pustuleuses, lichenoïdes, psoriques ; mais quels sont les effets de ces crises relativement à la guérison de ces maladies ? Ce n'est pas en évacuant des humeurs superflues qu'elles deviennent efficaces, c'est en affaiblissant l'organisme, en changeant l'ordre des mouvemens qui lui étaient imprimés.

C'est ainsi que les stimulans agissent dans le traitement des maladies inflammatoires ; ils produisent réellement des irritations partielles, subites, d'une courte durée ; ils amènent fréquemment des localisations qui finissent enfin par détruire la cause qui les avait déterminée. On ne voit point de semblables phénomêmes lorsqu'on oppose les anti-phlogistiques aux inflammations vénériennes ou autres , parce qu'en même temps qu'on agit sur le lieu malade , on abaisse l'irritabilité de l'organisme ; on modifie de la même manière la partie où la localisation irritative s'est manifestée , et l'économie qui était trop violemment stimulée.

Mais dans les irritations aiguës , le praticien , entièrement occupé du danger qui menace le viscère malade , perd presque toujours de vue l'état dans lequel se trouvait l'économie avant la localisation de l'irritation. Cette faute a un effet moins grave dans le traitement de ces affections que dans celui des maladies chroniques , parce que dans les premières , les moyens qui sont employés contre l'irritation locale agissent efficacement contre l'état général qui l'a déterminée. La même modification s'opère en même temps dans l'organisme et dans la partie malade ; mais il n'en est pas ainsi dans les maladies chroniques , dont la marche est lente et le développement peu actif.

Il paraît que , dans tous les cas où une irritation viscérale s'établit lentement , et lorsqu'une plaie avec sécrétion purulente dure

pendant un temps assez long, l'économie animale se met en rapport avec ces maladies, et
alors les tissus deviennent aptes à répéter la
même forme d'irritation qui existe à l'état chronique. Une cause d'irritation, appliquée dans
un point, y détermine, sinon toujours, du
moins très-fréquemment, une maladie qui présente les mêmes formes que l'affection primitive, ou qui lui est analogue. Toutefois lorsque l'organe est violemment irrité, toutes les
causes vont agir sur lui, au lieu de produire
leurs effets là où elles sont appliquées. L'organisme s'est accoutumé à vivre sous ces influences morbides : il y a, en quelque sorte,
harmonie entre la partie malade et le reste de
la machine animale. Celle-ci s'est mise à l'u-
nisson de celle-là, et tout ce qui tend subitement à détruire cet accord d'action produit
dans la partie malade un trouble manifeste.

On a peine à comprendre comment des individus peuvent vivre avec des désorganisations
presque complètes d'un viscère, ou avec une
plaie d'une étendue considérable et dont la
surface exhale un pus sanieux, abondant et fétide ; de semblables exemples sont fréquens
dans les hôpitaux. La vie n'est, dans ces cas,

possible que parce que ces désorganisations ou ces plaies se sont lentement fermées et établies, de telle sorte que l'économie s'est peu à peu accoutumée à régler ses actes sur ces influences, qui seraient devenues funestes si elles avaient été subites.

Dans le traitement d'une maladie dont la marche est lente de sa nature, si le praticien perdait de vue l'enchaînement qui existe entre les actions vitales de l'organisme et celles de la partie malade, il ne remplirait qu'une indication secondaire; il aurait oublié l'indication principale; ses efforts seraient nuls ou superflus. Il arrive quelquefois que la modification morbide est tellement ancienne et profonde, qu'il serait dangereux de la changer, et que toute tentative à cet égard est inutile. Ces cas n'échappent pas à la sagacité des praticiens; ils recommandent, avec raison, de rejeter toute médication perturbatrice, parce qu'ils ont observé qu'elles ont produit des accidens aussi multipliés que funestes. Il est des circonstances où tout l'art du médecin consiste à observer la marche des maladies, à écarter les causes qui pourraient ajouter à leur gravité, et à ne tenter l'usage d'aucuns moyens, même de ceux que la nature du mal semble exiger. Les maladies vénériennes qu'on a dit être constitutionnelles, les affections mercurielles graves et anciennes, s'offrent souvent avec ces caractères, et commandent l'emploi de la médecine d'expectation, un régime doux, des soins tirés de l'hygiène, beaucoup de temps, une longue patience, sont les seuls moyens efficaces dans ces cas en quelque sorte désespérés : on ne peut en triompher qu'en agissant ainsi.

Cette remarque est applicable aux maladies vénériennes chroniques, à celles qui ont porté au loin la désorganisation des parties où elles se sont établies. L'organisme est tellement en rapport avec ces désorganisations, qu'il arrive une époque où elles cessent de s'étendre ; qu'une adénite s'ulcère profondément sous l'influence de stimulans intérieurs et locaux ; si le traitement qui a déterminé cet accident est continué pendant long-temps, l'ulcération reste stationnaire, elle finit même par guérir, parce qu'il s'est produit une modification nouvelle. Ces cas, il est vrai, sont rares ; les guérisons obtenues par les stimulans sont environnées de dangers ; mais enfin elles sont possibles, on les a observées.

Dans ces circonstances, si on change subitement le traitement à la stimulation duquel l'économie s'était accoutumée, on voit l'ulcère qui était resté stationnaire, s'étendre et s'aggraver : cela doit être, puisqu'on a subitement interrompu l'accord d'actions qui existait entre l'organisme et la partie malade. Mais ce changement défavorable n'a qu'une courte durée, et aussitôt qu'un nouvel ordre de phénomènes vitaux s'est à la fois établi dans l'économie et dans le lieu affecté, on voit l'ulcère extérieur faire des progrès vers la guérison, les traits du malade s'épanouir, le calme renaître et succéder à un état jusque-là permanent d'irritation.

Cette observation pratique prouve que si, dans une irritation chronique, un traitement adoucissant est substitué à un traitement stimulant, il ne produit pas d'abord le bien qu'on devrait en attendre. Il résulte même de ce changement de traitement une modification qui paraît d'abord être contraire à la guérison. Cette aggravation des symptômes n'est qu'instantanée, et elle est bientôt remplacée par une amélioration progressive.

Nous pensons qu'il peut être dangereux dans le traitement des maladies vénériennes chroni-

ques et des affections mercurielles, de faire passer subitement l'économie d'une vive stimulation à une profonde asthénie ; on obtient des résultats plus avantageux en diminuant peu à peu
la somme des stimulans, de manière à préparer
les tissus à l'asthénie. Une diète trop rigoureuse
et trop prolongée aurait de grands inconvéniens;
il faut tenir compte du besoin des organes, et ce
besoin pourrait sans doute s'opposer à la guérison.

La doctrine qui vient d'être exposée rend
raison de ces cures désespérées que le changement d'air et de régime ont opérées. On a
vu souvent des malades que plusieurs traitemens mercuriels avaient réduits à un état voisin
du marasme, se rétablir complètement en ces-
sant toute espèce de traitement et en se nour-
rissant exclusivement de laitage.

Mais, nous dira-t-on peut-être, cette doctrine que vous proposez vous ne pouvez l'admettre en faisant abstraction de toute influence
du virus vénérien, ou d'une viciation quelcon-
que des humeurs ; cette doctrine doit nécessairement rendre la thérapeutique humorale ou
spécifique ? Dès l'abord, cette objection paraît
fondée ; mais sondez la dans sa profondeur,

vous reconnaîtrez bientôt qu'elle n'a rien de solide et qu'elle n'est qu'illusoire. La prédisposition morbide, le rapport direct qui existe entre l'organisme et une maladie locale qui a duré assez de temps pour y porter de nombreuses influences, sont des faits que la plus simple observation montre au physiologiste; mais il faut savoir s'arrêter aux phénomènes dont ces faits sont l'expression, et non remonter à de prétendues causes premières qui ne se montrent que dans les résultats qu'on suppose qu'elles produisent. Entre les phénomènes organiques et les causes premières dont nous parlons, il existe un abîme : il serait imprudent et dangereux d'y descendre. D'ailleurs, c'est l'observation seule des phénomènes organiques qui doit toujours régler la conduite du praticien. Ici tout est certitude et lumière ; au-delà tout est incertitude et obscurité.

L'observation des maladies chroniques nous offre encore de nombreux exemples qui appuient les propositions que nous avons émises plus haut.

Les formes extérieures sous lesquelles se présentent les affections appelées scrofuleuses, dartreuses, scorbutiques, psoriques; les ul-

cères, les éruptions cutanées, toutes les maladies dont le siége est supposé exister dans le
système lymphatique , ne sont que les effets
d'un état morbide, ou d'une disposition particulière de l'organisme. Les praticiens ont reconnu que, dans ce cas , un traitement local
est insuffisant. L'observation leur a appris qu'ils
doivent agir sur l'économie, en même temps
qu'ils cherchent à modifier les parties malades.
Pendant long-temps on a rapporté ces affections à des vices du sang , ou de la lymphe ;
mais quels avantages la thérapeutique a-t-elle
retiré de cette théorie humorale ? Les médecins ont-ils jamais soupçonné seulement , avec
quelque raison, de quelle nature était cette
viciation des humeurs ; et les chimistes, en les
décomposant, ont-ils été plus heureux? Ces
recherches ne doivent pas être entièrement
abandonnées; mais elles n'ont pas l'importance qu'on a voulu leur donner; et , en s'en
occupant, il ne faut pas confondre les faits positifs avec les hypothèses hasardées.

La théorie humorale , dont nous venons de
parler, n'a servi qu'à prolonger le règne de
l'erreur dans l'étude des maladies chroniques
qui nous occupent. Il en a été de même de la

recherche du virus vénérien dans les maladies syphilitiques; et l'on s'éloignera toujours de la vérité toutes les fois que l'on ne s'arrêtera pas aux faits, et qu'on voudra découvrir leurs causes, là où elles ne peuvent être. Si, au lieu de se consumer en vaines recherches, on avait examiné, avec la plus scrupuleuse attention, les circonctances qui ont précédé le développement, et celles qui ont suivi la manifestation des maladies scrofuleuses, dartreuses, scorbutiques, et des affections récrudescentes de la syphilis, on eût bientôt reconnu qu'un traitement spécifique ne pouvait leur être approprié, et que les symptômes extérieurs de ces maladies ne guérissent que lorsque la disposition organique qui les entretient est changée ou détruite. Que cette modification s'opère à la faveur des stimulans, de substances médicamenteuses particulières, ou qu'elle soit déterminée par les anti-phlogistiques et un régime végétal et léger, elle n'en sera pas moins produite. L'observation de ces faits, qui paraissent si contradictoires, établira une seule et même proposition : c'est *que l'affection locale n'a cédé que lorsqu'elle n'a plus trouvé dans l'organisme son aliment ; elle a disparu parce qu'elle ne pouvait continuer d'être sans la cause d'où elle provenait, et sous l'influence de laquelle elle se montrait opiniâtre.* Supposer que ce résultat est dû à la neutralisation des vices du sang, de la lymphe, à la destruction d'un virus, c'est sortir du domaine des faits, pour se perdre dans le vague des hypothèses.

On a préconisé une foule de médicamens aux propriétés desquels on rapporte des guérisons qui, opérées chez différens sujets atteints de la même maladie, paraissent être inexplicables, parce qu'elles sont contradictoires. L'application du principe que nous venons de poser, principe qui nous paraît fondé et incontestable, fait cesser les incertitudes, et l'explication qu'il permet de donner, relativement à ces guérisons, s'arrête aux résultats produits, aux phénomènes observables, aux choses réelles et positives; là, enfin, où la théorie commence à éclairer la pratique. Dans ces cas, ce n'est point à la vertu de tel ou tel médicament que l'on doit attribuer les succès obtenus ; mais au changement qui s'est fait dans l'organisme, à la modification qui y a été produite.

C'est pour n'avoir pas envisagé la question

sous ce point de vue , que des praticiens recommandables ont vanté des médicamens dont
les propriétés sont tout-à-fait opposées entre
elles. On a beaucoup écrit pour prouver que
les maladies vénériennes guérissent sous l'influence de diverses préparations mercurielles.
Chaque praticien a sa méthode particulière
qu'il préconise. Les uns mettent toute leur confiance dans le sublimé, les autres dans les frictions; ceux-ci donnent l'or, ceux-là rejettent
tout médicament composé, et d'autres, au contraire, en fatiguent les malades. L'opium a de
nombreux partisans; l'iode en compte aussi;
l'antimoine jouit encore de la faveur de beaucoup de médecins; les sudorifiques sont célé-
brés par presque tous les praticiens; mais les
médecins qui regardent la physiologie comme
le seul guide certain, en médecine pratique,
croient, avec raison, que les anti-phlogistiques,
appropriés à la nature du mal, réuniront bientôt tous les suffrages. La préférence que chaque
médecin accorde à la méthode qu'il emploie,
il la fonde sur des faits, sur des succès que
nous ne prétendons pas nier; mais ces méthodes ne sont pas toujours efficaces; les succès
qu'on leur attribue sont loin de compenser les

revers fréquens et désastreux qui les accompagnent et dont on ne parle jamais. Ces succès
eux-mêmes ne forment souvent que d'heureuses
exceptions, au lieu de constituer des règles générales sur lesquelles doivent toujours être
établis les préceptes d'une saine théorie et les
indications d'une pratique éclairée.

La méthode qui réunit en sa faveur le plus
de succès, qui, d'une manière plus rapide et
plus sûre remplit le but du médecin, celle, en
un mot, qui détruit plus complètement et sans
aucun danger, la modification morbide, est la
méthode que l'on doit préférer, comme règle
générale de pratique. Une autre circonstance
doit surtout engager le médecin à l'adopter ;
c'est le rapport qui existe entre les moyens
dont elle se compose, et la nature de la maladie qu'elle est destinée à combattre. Sous ce
dernier point, comme sous tous les autres, la
méthode anti-phlogistique ou asthénique est
certainement celle qui prévaudra dans le traitement de la syphilis.

Les réflexions auxquelles nous nous sommes
livrés, et les discussions que nous avons com-
mencées aujourd'hui, pour éveiller l'attention
publique et provoquer les remarques critiques

des hommes vraiment amis de la science, nous amènent à exposer, en peu de mots, la théorie que nous professons sur les maladies véné-riennes. Cette théorie n'est que l'application aux maladies syphilitiques, des principes gé-néraux que nous avons posés. Dans quelques circonstances, elle peut paraître s'éloigner de la théorie générale des maladies produites par l'irritation ; mais elle est fondamentalement la même : elle ne peut en différer essentiel-lement.

La théorie des maladies vénériennes repose sur trois grandes questions dont la solution a déjà frappé l'esprit du lecteur. Cette solution est déduite des faits généraux qui sont relatifs à la contagion et à la transmission des maladies vénériennes, aux influences qu'elles exercent dans l'organisme et dans les parties contaminées, et au mode général et particulier de leur cu-ration. Cette dernière est la conséquence im-médiate des deux autres ; et ces trois questions sont tellement enchaînées entre elles, et doi-vent tellement s'éclairer l'une par l'autre, qu'on ne peut les isoler sans leur faire per-dre de leur importance. Nous n'avons pas l'intention de les traiter complètement aujourd'hui ; elles demandent des développemens si multipliés et si variés, elles se rattachent à tant de questions secondaires, qu'en le faisant nous dépasserions les bornes que nous nous sommes prescrites dans ce premier Mémoire.

On a fréquemment observé que tous les individus qui ont commerce avec une personne infectée de syphilis, ne contractent pas la maladie vénérienne. Des auteurs dignes de foi ont constaté ce fait, et nous-mêmes nous l'avons plusieurs fois vérifié chez les soldats que nous traitons, et qui, d'ordinaire, font l'amour par bande, comme l'a dit un médecin Anglais.

Or, puisque la contagion vénérienne n'atteint pas tous ceux qui s'y exposent, il faut nécessairement admettre que les individus qu'elle a souillés étaient, au moment du coït, dans une disposition favorable à la contagion, et que le contraire existait chez ceux qu'elle a épargnés. Cette condition, cet état de l'économie, nous l'appelons : *modification organique prédisposante*. Elle correspond à la prédisposition morbide dont nous avons parlé plus haut. Elle est générale ou seulement locale, et le plus souvent elle est à la fois générale et locale.

Le même symptôme vénérien, ou réputé tel,

peut donner lieu au développement de symptômes variés ; ces symptômes peuvent se rencontrer réunis chez quelques individus, et isolés chez quelques autres, quoique tous aient puisé l'infection à la même source, et dans un espace de témps peu éloigné. Ce fait prouve que la modification organique prédisposante est une des causes qui influent sur les formes que les symptômes affectent, sur leur multiplicité et leur intensité.

Les symptômes vénériens ne sont pas tous transmissibles, ou pour parler le langage reçu, ils ne sont pas tous contagieux. Leur degré de *contagibilité* n'est pas en raison de l'abondance et de la ténacité des fluides qu'ils sécrètent, mais de l'intensité de l'irritation qu'ils présentent. Cette intensité se mesure sur la stimulation anormale de l'économie que nous avons appelée modification organique prédisposante. La violence des symptômes syphilitiques reçoit une grande énergie des causes physiques et morales qui ont agi et agissent sur les individus après la contagion et pendant l'infection.

Puisque les symptômes syphilitiques sont tous produits par l'irritation, la modification organique qui en favorise la production est de nature sthénique. Considérée relativement aux maladies vénériennes, cette modification doit être recherchée, et la contagion qu'elle a déterminée doit être étudiée dans l'action des causes mêmes qui les ont amenées. Ces causes ont agi sur l'économie ou seulement sur les parties devenues malades, et le plus souvent dans ces deux points en même temps.

L'échauffement du corps (état caractérisé par la chaleur de la peau, la soif, le défaut d'appétit, un sommeil troublé, la constipation), l'ivresse, la stimulation produite par un repas copieux et stimulant, la chaleur de l'été, en un mot, tout ce qui tend à augmenter l'activité des mouvemens vitaux, peut rendre la contagion possible, prompte même, si déjà l'organisme est depuis long-temps dans un état anormal de stimulation.

Si le coït a duré long-temps, ou s'il a été répété avec excès, l'infection deviendra facile, parce que, d'une part, les organes auront été plus long-temps exposés aux causes de la contagion, et que d'autre part, les frottemens réitérés auront fait naître une stimulation vive et continue. Cette dernière cause

peut même produire une balanite, une urétrite, et des ulcérations légères chez des
hommes qui ont commerce avec une femme
saine.

L'omission des soins de propreté, avant et
après le coït, est propre à faire développer la
contagion syphilitique. Les hommes qui les
négligent habituellement voient souvent s'a-
masser entre le prépuce et le gland, une matière sébacée qui, par son séjour dans cette
partie, et par son mélange avec l'urine, acquiert quelquefois une telle âcreté, qu'elle
donne lieu à une irritation manifeste. Si dans
cet état ils s'exposent à la contagion, elle ne
les épargnera certainement pas; il y a plus,
c'est que s'ils cohabitent avec une femme saine,
ils pourront irriter les organes de cette femme,
et même amener un léger écoulement et des
ardeurs d'urine.

On voit donc que toutes les causes qui augmentent la stimulation de l'économie et des
organes génitaux, sont favorables à la contagion syphilitique.

Tous les auteurs modernes ont distingué les
symptômes vénériens en primitifs et en consécutifs; ils sont primitifs quand ils sont le pro-

duit d'une infection récente, et consécutifs, quand l'infection est déjà éloignée.

Les faits prouvent que ces derniers symptômes peuvent dépendre, 1° de l'absence de tout traitement des symptômes primitifs, 2° d'un traitement général incomplet; 3° du traitement seulement local des symptômes.

Puisque les maladies vénériennes peuvent renaître en quelque sorte d'elles-mêmes, et que pendant la manifestation des symptômes primitifs et consécutifs, il peut s'en développer de nouveaux sans une nouvelle infection, nous croyons que dans un grand nombre de cas, ces symptômes portent leurs influences sur l'organisme. Nous appelons cet état : *modification vénérienne générale*, si elle agit sur l'économie, et *modification vénérienne locale*, si elle se borne à affecter la partie contaminée.

La modification vénérienne générale est prouvé par l'apparition des symptômes secondaires, par la manifestation de l'irritation, avec les formes propres aux symptômes vénériens, dans les lieux ou une vive stimulation a produit son action.

Comme nous l'avons établi plus haut, il est de fait que l'organisme se met en rapport d'action avec une irritation locale, si celle-ci a duré pendant quelque temps. Bornée à la partie qui a reçu la contagion, cette irritation pourrait être détruite dans les premiers instans de son apparition, parce qu'elle n'a point encore établi ce rapport dont nous parlons; mais si sous l'influence de la malpropreté de pansemens irritans, ou d'un régime stimulant, elle est restée pendant un temps assez long, l'économie en est certainement modifiée, et la même forme d'irritation, ou de nouveaux phénomènes qui résultent de cette cause venant à paraître, ne laisseront plus aucun doute sur la part que l'économie a prise à l'infection. Des sangsues appliquées loin du lieu malade produiront des ulcères qui auront les mêmes caractères que s'ils étaient produits par un coït infectant. Une blessure reçue ne tendra pas à la guérison, et si la réunion est tentée, elle sera sans effet. Des adénites apparaîtront, leur suppuration sera presque toujours inévitable; ouvertes par l'instrument tranchant, on verra les bords de l'incision se gonfler, se renverser même, si des onguens stimulans y sont appliqués; plus tard, des pustules couvriront la peau, la gorge s'enflammera, des ulcères s'étendront sur le voile du palais, dans le tissu mollasse des amygdales, ou couvriront le pharynx, des ulcères serpigineux ramperont sur la surface du corps. L'anus deviendra le siége d'ulcérations, de végétations qui se seront d'abord manifestées à la verge ; plus tard, les traits de la face s'épaissiront, donneront un nouvel aspect à cette partie, la peau elle-même changera de couleur, deviendra plus épaisse et plus dure, pour ensuite s'amincir et devenir d'une pâleur remarquable. Le tissu cellulaire sous-cutané semblera comme fondu, et les muscles s'affaisseront.

Ces changemens ne seront pas les seuls qu'on apercevra. Les viscères eux-mêmes s'affecteront profondément et opéreront la ruine de l'économie, si cet état n'est pas changé par un traitement méthodique.

On ne peut s'empêcher de reconnaître toute l'influence de la modification morbide que l'infection a produite ; mais à quelques différences près, ces effets ne sont-ils pas les mêmes que ceux que l'on observe dans les scrofules, le scorbut, portés au dernier degré. Est-il nécessaire de remonter à l'existence d'une cause première ? Faut-il imaginer un virus qui circule de veine en veine, s'insinue, se glisse dans tous les organes pour les détruire à mesure qu'ils perdront la force de lui résister? Faut-il créer une identité semblable pour expliquer comment les mêmes formes d'irritation se répêtent ainsi dans l'organisme? Croit-on qu'un virus ou un vice se porte d'articulation en articulation dans le rhumatisme ambulant? A -t-on jamais pensé à lui opposer des moyens spécifiques qui seraient propres à le détruire? Le praticien devra-t-il se perdre en conjectures inutiles dans la recherche de cette cause première? Ne sera-t-il pas déterminé à laisser des hommes moins sages abîmer leurs pensées dans la recherche d'une cause dont la connaissance même, en la supposant possible, ne jetterait aucune lumière sur le traitement qu'il convient d'adopter? d'ailleurs, ne serait-il pas obligé de revenir à l'étude des phénomènes, de les combattre, et dans presque tous les cas, n'est-il pas raisonnable de délaisser la cause pour agir sur les effets qu'elle a produits? Qu'est-il besoin de virus et de vices, d'âcreté et de levain délétère, en suivant dans la pratique les préceptes théoriques que nous établissons?

Si nous disions aux partisans du virus vénérien, expliquez-nous, à votre tour, comment se détruit ce virus, sous l'influence des anti-phlogistiques? Si nous leur demandions comment il se fait qu'un virus, qui doit être identique, produit plusieurs formes d'irritation chez des hommes qui l'ont puisé à la même source, et comment ils expliquent la production spontanée des maladies syphilitiques? Que répondraient-ils? Ces faits ne peuvent se plier à leur théorie, et cependant ils sont incontestables.

L'adoption du virus vénérien est aussi inutile en théorie qu'elle a été nuisible en pratique; il n'en est pas de même des différentes modifications dont nous avons parlé. Il importe de rechercher en quoi consiste la modification organique prédisposante, parce qu'elle répand de vives lumières sur la nature des symptômes. Elle fait connaître la cause de la profondeur et de l'intensité des symptômes locaux, la lenteur ou la rapidité de leur marche; elle indique au praticien le temps qu'il faudra employer pour obtenir la modification curative, ou en d'autres termes, si la guérison sera prompte ou de longue durée; elle règle la conduite du praticien, elle l'oblige à porter ses regards au-delà des symptômes, non plus sur un être subtil qui se dérobe à tous les yeux, mais sur des phénomènes particuliers qu'il est aisé de suivre depuis leur manifestation, jusqu'à leur entière disparition.

Les maladies vénériennes guérissent par deux méthodes contraires ; la méthode stimulante et la méthode asthénique. L'une et l'autre peuvent donc être employées. Les résultats qu'elles présentent sont de modifier l'organisme en le stimulant ou en l'affaiblissant.

Il est facile de voir, qu'envisagé de cette manière, le traitement des maladies vénériennes devient aussi simple que celui des autres maladies. L'indication est précise en suivant les règles que trace la théorie que nous venons d'exposer. *Il faut changer la modification générale et locale, mettre la partie malade dans des conditions nouvelles, et l'organisme dans un état opposé à celui où il se trouvait au moment de l'infection, et pendant l'infection.* Quels que soient les moyens que l'on emploie, ils peuvent produire ces effets, sans lesquels la guérison est incertaine.

Il résulte donc de tout ce qui est dit, que le traitement consiste à *opposer une modifica-*

tion à une autre modification, à détruire la disposition organique qui existe.

Cette théorie est la conséquence immédiate des faits que l'observation fournit au praticien. Nous les développerons dans un travail où nous ferons voir que toutes les questions qui se rattachent aux maladies vénériennes peuvent être résolues par ces principes.

La méthode mercurielle et stimulante compte en France un grand nombre de partisans qui, avec une complaisance bien funeste à l'humanité, s'obstinent à fermer les yeux sur ses dangers. La méthode sans mercure et adoucissante, celle que nous suivons au Val-de-Grâce, n'est pas encore assez connue, pour qu'on ait pu en apprécier les heureux résultats.

On a dit que le mercure, administré contre les maladies vénériennes, guérit ces maladies en produisant une révulsion; si par-là on entend que ce médicament détermine une modification nouvelle, on a eu raison. Mais comment la produit-il? C'est ce que nous allons voir.

Le mercure, sous quelques formes qu'on l'administre, est un puissant stimulant. Il agit dans les maladies vénériennes, en opposant une stimulation à la stimulation que ces maladies produisent; il est donc dans la classe des médicamens qui ne guérissent les irritations qu'en les multipliant dans divers points de l'économie, qu'en produisant des espèces de crises qui sont presque toujours environnées de dangers. Le sublimé irrite fortement la membrane muqueuse du canal digestif; les frictions font naître une espèce de mouvement fébrile, marqué par l'excitation continuelle dans laquelle se trouve l'économie. Pendant l'administration du mercure, on voit fréquemment apparaître la diarrhée, le ptyalisme; des aphthes à la langue, sur la gorge, aux joues, aux lèvres; des angines, des éruptions cutanées, des gastrites, des entérites, des resserremens de poitrine avec douleur et toux sèche; des dartres aussi peuvent se manifester; enfin, dans tous les points de l'organisme, on reconnaît l'influence de ce médicament, et l'on voit manifestement qu'il donne lieu à des irritations variées, subites, ambulantes, qui pourraient devenir funestes, si le médecin ne s'empressait de recourir à la saignée, à la diète et à l'usage des adoucissans. Il est peu d'hommes qui puissent supporter un traitement mercu-

riel, sans éprouver quelques-uns de ces accidens. S'ils se répètent, la cure devient longue ,
difficile, et des maladies mercurielles très-
graves en sont la suite ; combien sont dangereux
ces accidens, lorsque le médecin s'obstine à les
combattre par un nouveau traitement mercuriel, et combien d'hommes ont été victimes de
cette méprise funeste !

Cependant, le mercure ne produit pas toujours les accidens dont nous avons parlé. Entre
les mains de médecins instruits et expérimen-
tés, il est moins dangereux que lorsqu'il est
donné sans réserve et sans mesure , dans tous
les cas et dans toutes les circonstances , par ces
hommes qui ne voient dans les maladies vénériennes qu'un virus à détruire ou à chasser du
corps. Mais pour que ses fâcheux effets soient
amortis, il faut que le régime soit léger, doux ,
végétal, tel enfin qu'il ne puisse augmenter
l'activité si puissante et si désastreuse du mercure ; il faut aussi que le traitement local soit
simple et anti-phlogistique. Cependant, si à
l'aide d'un régime doux et léger, et de pansemens simples , on peut guérir les maladies vénériennes, nous ne voyons pas qu'il
soit nécessaire d'y ajouter le mercure ; et, si on

le donne dans ce cas, on ne peut pas dire que la guérison est due à ce médicament, puisqu'on peut l'opérer sans lui.

Les principes que nous avons posés nous permettent d'établir des règles générales sur lesquelles doit être basé le traitement sans mercure de toutes les maladies vénériennes.

Le même mode de modification doit être produit dans l'organisme et dans la partie malade, lorsque l'intensité des symptômes locaux, le temps de leur durée surtout, peuvent faire soupçonner qu'ils ont exercé leurs influences sur l'économie ; dans le cas contraire, la modification locale suffit.

Pour arriver à ce résultat, il faut examiner avec soin l'état dans lequel se trouvaient les malades au moment de l'infection, celui où ils étaient pendant la manifestation des symptômes, tenir compte de toutes les causes physiques et morales dont ils ont reçu l'impression ; rechercher avec soin les organes qui sont actuellement ou ont été précédemment irrités ou prédominans, s'assurer de l'espèce d'altération que présentent les parties malades ; du degré d'intensité qu'elle offre, et des complications qui accompagnent les symptômes vénériens. Ces recherches étant faites, le médecin doit mettre les malades en rapport avec des modificateurs opposés à ceux qui ont agi et agissent encore sur eux. Ce que nous venons de dire renferme toutes les indications qui doivent être remplies. En suivant ces indications, le médecin pourra appliquer d'une manière certaine le traitement qu'il convient d'adopter, varier le mode d'administration des moyens thérapeutiques, mesurer l'énergie qu'ils doivent avoir, régler le régime alimentaire et préciser l'emploi des agens hygiéniques.

Le médecin qui veut obtenir des succès en employant le traitement sans mercure, doit écarter de son esprit toute idée de virus vénérien, considérer tous les symptômes primitifs et consécutifs, comme des produits de l'irritation; envisager de la même manière les maladies mercurielles; rétablir dans leur état normal les viscères trop influens ou actuellement irrités; mettre l'organisme dans un état tout-à-fait opposé de celui où il se trouvait avant la contagion, pendant et après l'infection; laisser le canal digestif dans un état continuel de sous-excitation; éloigner des malades toutes les causes physiques et morales d'excitation; em-

ployer avec réserve les médications qui stimulent vivement la peau ; traiter les symptômes
locaux par les anti-phlogistiques, en leur as-
sociant quelquefois les narcotiques et les légers
stimulans ; ne faire que des pansemens simples,
et même s'en abstenir dans le plus grand nombre de cas, réduire enfin le traitement interne
et externe à la plus grande simplicité possible.

Les questions qui ont rapport au prétendu
virus vénérien, à son mode d'action dans l'organisme, aux effets qu'on lui attribue, ne
doivent jamais occuper le praticien. Ce sont
les effets qu'il faut combattre et non une cause
qui n'est que supposée. Puisqu'on ne peut sai-
sir ni la nature, ni le caractère de ce que l'on
appelle le virus, on ne peut établir sur son
existence problématique, aucune règle certaine de thérapeutique. Celui qui voudrait appliquer le traitement asthénique et sans mercure aux maladies vénériennes, en conservant
l'idée que ce virus existe réellement, serait ar-
rêté à chaque pas. Le moindre retard dans la
guérison des symptômes, l'apparition de nouveaux phénomènes, l'exaspération de ceux
qu'il combattrait, l'irritation d'un viscère très-
nfluent, lui paraîtraient sans doute des effets

du virus, et il perdrait de vue les véritables causes auxquelles seraient dus ces phénomènes et ces accidens. Cette préoccupation de son esprit l'obligerait à passer tour à tour des antiphlogistiques aux stimulans, des moyens adoucissans généraux, aux médicamens irritans et spéciaux. Elle rendrait nuls les résultats qu'il devait attendre de la méthode simple, ou donnerait peu de valeur aux succès qu'il en obtiendrait. Il ne tiendrait aucun compte de l'indocilité des malades, des écarts qu'ils font dans le régime, de l'action du froid, des substances irritantes, des affections morales. A l'époque où je doutais encore de l'efficacité du traitement sans mercure, je m'occupais peu de rechercher ces causes; je me suis convaincu depuis, qu'on doit à elles seules rapporter le retard de la guérison, l'apparition de nouveaux symptômes, et l'aggravation de ceux que l'on combat.

Nous ne parlons pas ici de la nécessité où se trouve le praticien de considérer les symptômes syphilitiques récens et anciens, et les affections mercurielles, comme des produits de l'irritation; car en regardant ces maladies, tantôt comme des effets de l'irritation, tantôt comme des résultats de l'asthénie, ou comme des variétés d'une lésion spéciale des tissus, il serait à chaque instant entraîné à varier les moyens de traitement, et la méthode qu'il suivrait serait vacillante et indéterminée.

Un des préceptes les plus importans dans le traitement antiphlogistique des maladies vénériennes, est de faire cesser le plus promptement possible l'influence d'un viscère dout l'action est prédominante, ou de calmer et de détruire l'irritation dont il est atteint.

La sous-excitation continuelle du canal digestif, est dans le mode de traitement que nous proposons, une des circonstances les plus favorables à la guérison des maladies syphilitiques. Le médecin doit mettre en usage tous les moyens qui le font obtenir. Il n'est guère possible de compter sur des succès durables, lorsque les voies gastriques sont incessamment stimulées. Les rapports qui existent entre ces organes et la peau sont trop connus pour qu'il soit nécessaire que je développe ici cette proposition.

Le médecin ne peut veiller avec trop de soin, pour écarter des malades toutes les causes qui exaltent l'irritabilité de l'organisme ou produisent une stimulation anormale dans un ou plusieurs viscères. Ces causes sont physiques et morales; parmi les premières, se place au premier rang, la douleur, symptôme cruel et justement redouté, qui, en troublant le repos, en éloignant le sommeil, abat les forces, exalte l'imagination, et ne manque jamais de produire les plus fâcheux effets; quant aux causes morales, on sait que leur action se porte principalement sur les viscères. Il faut donc faire cesser la douleur, l'enlever pour ainsi dire le plus rapidement possible, avant qu'elle n'ait retenti au loin, et laissé dans les organes intérieurs ses impressions funestes.

Presque tous ceux qui sont atteints de symptômes vénériens éprouvent des craintes sur leur état; les uns, imbus des anciens préjugés, croient que la guérison de la syphilis n'est jamais complète; les autres, faciles à s'alarmer, s'exagèrent leurs souffrances et redoutent les opérations les plus légères. Il faut écarter ces craintes que l'imagination agrandit et multiplie; il faut gagner la confiance du malade, captiver son esprit, et s'en emparer.

Si la stimulation des voies gastriques est nuisible parce qu'elle se répète facilement à la peau, celle de l'organe cutané porte directement une fâcheuse influence sur les symptômes vénériens : le praticien devra donc ne produire aucune médication stimulante sur cet organe.

Les méthodes simples sont presque toujours les plus efficaces. Le traitement des maladies vénériennes sans mercure, ne laisse aucun doute sur la solidité de cette maxime. Si vous multipliez les indications compliquées, vous verrez ces maladies opposer une résistance opiniâtre ; si au contraire, vous employez une méthode simple et rationnelle, vous les verrez promptement céder et disparaître, et cette méthode se montrera d'autant plus féconde en résultats heureux, que vous ferez moins d'efforts pour les produire.

Les médecins anglais qui jusqu'ici ont employé le traitement sans mercure, s'accordent sur la nécessité d'observer les règles suivantes :

1° Les malades doivent garder le lit jusqu'à la fin du traitement.

2° Durant la première semaine, ou jusqu'à ce que les accidens inflammatoires soient dissipés, on doit leur interdire toutes espèces de viandes ; plus tard, ils ne doivent en manger que très-peu.

3° Il est nécessaire de tenir le ventre libre au moyen de sels neutres, du jalap, de l'huile de ricin, administrés deux ou trois fois par semaine.

4° Si le sujet est fort pléthorique, une saignée doit être faite dès le début de la maladie. On a même cru nécessaire de saigner tous les malades qui sont atteints de syphilis.

5° Des cataplasmes émolliens doivent être appliqués sur les ulcères dont la base est dure, et sur ceux qui sont enflammés.

6° Des compresses imbibées d'eau blanche, d'eau fraîche, ou d'une solution de sulfate de zinc ou de cuivre, doivent remplacer les cataplasmes émolliens, lorsque la dureté ou la phlogose diminue.

7° Tous les malades atteints d'adénites doivent être saignés et purgés, et ces tumeurs doivent être comprimées au moyen de plaques de plomb ou de cuivre.

8° L'eau de saturne et les épispastiques doivent être employés pour amener la résolution des adénites.

9° Si ces tumeurs s'ouvrent, on doit les traiter à-peu-près comme les ulcères.

Il s'en faut de beaucoup que le traitement

suivi par ces médecins soit aussi simple qu'ils le prétendent.

Pour le faire voir, il suffirait de désigner toutes les substances composées qu'ils recommandent, et tous les ingrédiens dont ils font usage pour les pansemens. La méthode employée au Val-de-Grâce n'offre pas cette complication.

Elle se compose du traitement interne et du traitement des symptômes.

Traitement interne.

Nous considérons dans le traitement interne, le régime alimentaire, les boissons, les soins hygiéniques.

Nous avons observé que l'usage du bouillon gras, de la viande, du poisson et des boissons fermentées, retarde la guérison des symptômes vénériens, parce que ces substances stimulent les voies gastriques, et éloigne l'époque où s'opère la modification curative. Des potages légers, maigres, au lait, aux pâtes ou aux fécules, des pruneaux, des fruits cuits, des œufs frais, le lait pour boisson et pour aliment dans certains cas, telles sont les préparations qui constituent le régime des malades, jusqu'au moment où les symptômes commencent à marcher vers la guérison. Alors on peut permettre un peu de pain (deux ou trois onces) avec des alimens légers, des légumes au beurre, des œufs, des fruits cuits, des crèmes au lait. Plus tard, lorsque les accidens sont sur le point de disparaître, on augmente la quantité des alimens (cinq ou six onces de pain). Quand la guérison est assurée, on peut prescrire dix ou douze onces de pain avec un peu de viande blanche, du bouillon léger, de la bière ou même du vin; enfin, on doit, par gradation, ramener les malades à leur manière habituelle de vivre ; mais il importe qu'ils restent encore au régime doux quelque temps après leur entière guérison ; qu'ils se privent de vin pur, de café, de liqueurs, de thé; qu'ils fassent un exercice modéré et qu'ils s'abstiennent du coït, ou en usent sans excès.

Dans la prescription de ce régime, on doit tenir compte de l'âge, de l'idiosyncrasie, de la force des malades, du régime alimentaire dont ils usent habituellement, des complications de leurs maladies, des irritations viscérales dont ils sont atteints, du degré de violence des accidens, surtout de l'époque de l'infection, et des traitemens qui ont été commencés ou qu'ils ont subis. Le régime doit être observé avec plus de rigueur et pendant un temps plus long, si les malades sont débiles, lymphatiques, dans l'âge viril; s'ils ont abusé des stimulans, si l'infection n'est pas très-récente, si les symptômes se présentent avec une phlogose intense, s'ils donnent lieu à une suppuration abondante, si la température est chaude et sèche, et surtout en automne et au printemps. Dans les cas contraire, le régime alimentaire doit être moins sévère et durer moins long-temps. Il y a même des circonstances où quelques jours de repos suffisent pour la guérison, c'est lorsque l'affection est très-récente, que ses caractères sont légers et superficiels, et qu'on a lieu de croire que l'organisme n'en a pu encore recevoir l'influence.

Les boissons délayantes, telles que les décoctions d'orge, de réglisse, de chiendent, de graine de lin édulcorées avec du sucre ou du miel blanc, doivent être administrées. En été, on doit quelquefois donner la limonade, pour calmer la soif des malades. Au printemps, les bouillons aux herbes, le petit-lait, sont très-convenables.

Le séjour au lit est un des principaux moyens de guérison, surtout pendant l'hiver : la transpiration que les malades y éprouvent, leur est très-favorable; en restant constamment au lit, ils évitent le froid et l'humidité, et ils ne ressentent pas les viscissitudes atmosphériques qui leur sont si nuisibles. D'ailleurs, le repos est alors complet, les symptômes ne sont pas irrités par les frottemens qu'occasionent les vêtemens, la marche; les topiques dont on doit les recouvrir y restent plus immédiatement apposés. Ce précepte est surtout applicable aux malades atteints d'adénites, ulcérées ou non, d'urétrites aiguës, d'ulcères, de posthites, d'ulcères phagédéniques, de végétations à l'anus, d'ulcérations à la gorge, d'ulcères serpigineux, de pustules suppurées, de dartres, d'exostoses, de périostoses, de carie, de douleurs; à ceux qui sont affectés de maladies mercurielles.

L'exercice peut être utile; mais il faut que les malades se vêtissent chaudement, afin d'être à l'abri des changemens qui surviennent dans la température; il est nuisible lorsque la na-

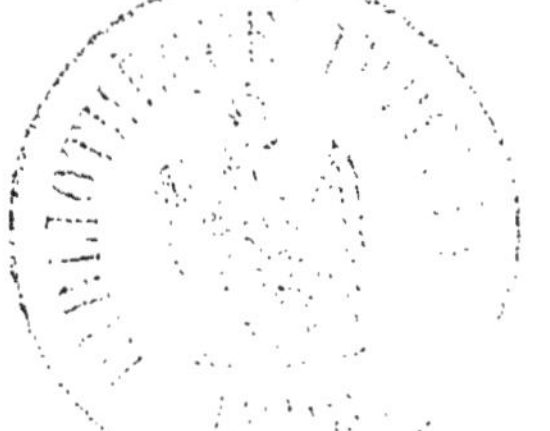

ture et le siége des symptômes vénériens exigent un repos absolu.

Les bains simples, tièdes, pris tous les quatre
ou cinq jours, quelquefois plus souvent, sont
très-utiles. Les bains chauds sont nuisibles surtout au printemps et en été. Ils ont l'inconvénient de stimuler vivement la peau, d'exciter
l'irritation des symptômes extérieurs, d'amener des congestions à la tête et à la gorge, et
par conséquent, il serait imprudent de les administrer à une haute température, dans les
cas de carie des os du crâne, de la face, d'ulcérations au voile du palais, aux amygdales, au
pharynx. On doit rejeter l'usage des bains
chauds, lorsqu'il existe des ulcères phagédéniques profondément irrités, des balanites et
des posthites très-intenses, des ulcères serpi-
ginéux larges et enflammés, de la céphalalgie, des périostoses douloureuses, et un grand
affaiblissement de l'organisme. Les bains froids
doivent être proscrits; ils ne conviennent dans
aucun cas.

Il n'est aucun symptôme primitif qui résiste
à ce traitement interne, lorsqu'il est suivi avec
régularité et ponctualité. Nous n'avons jamais
vu son effet manquer, quelle qu'ait été la gra-

vité de ces symptômes. Dans les cas où il paraît sans action, c'est parce que les malades
ne le suivent pas exactement; qu'ils ont fait
ou font encore des écarts de régime; qu'ils se
sont exposés au froid où qu'ils ont eu des affections morales. Son efficacité, que nous avons
constatée sur des milliers de malades, est
peut-être encore moins remarquable que la
promptitude avec laquelle il produit la guérison des maux vénériens.

On doit faire subir d'importantes modifications à ce traitement, quand on l'emploie
contre les symptômes secondaires, contre ceux
qui ont été produits par l'abus des mercuriaux,
par des pansemens non méthodiques ou irritans, ou lorsque des phlegmasies viscérales les
compliquent. Si les symptômes sont graves, on
insiste sur la diète lactée, ou même sur l'absti-
nence absolue des substances alimentaires, jusqu'à ce que l'appétit se prononce, et que l'inflammation soit dissipée. Dans les ulcérations
très-anciennes, persévérantes, stationnaires,
ou qui tendent à s'agrandir; dans les affections
mercurielles, les douleurs, les exostoses, les
dartres, la carie des os, les pustules suppurées, les ulcères serpigineux, après avoir

calmé l'inflammation de ces symptômes, fait cesser l'irritation des organes, par la diète lactée, les saignées générales et locales, les bains tièdes et les applications émollientes, on obtient de bons effets de l'emploi de quelques médicamens légèrement excitans. On peut alors conseiller aux malades, l'usage du sirop sudo-rifique simple, de la tisane de Feltz sans addi-tion de mercure. L'opium ou l'extrait de jus-quiame est d'un grand secours, et ces médi-camens sont souvent utilement employés. Mais il faut les administrer avec réserve, et s'assurer s'ils ne produisent point une excita-tion trop vive des voies gastriques. Nous avons obtenu des résultats très-avantageux, en com-mençant par des doses très-légères (un gros de sirop sudorifique, ou deux onces de tisane de Feltz, avec addition d'un huitième de grain d'opium), et en les augmentant graduelle-ment, jusqu'à ce qu'on ait porté la dose du sirop à deux ou trois onces, celle de la ti-sane de Feltz à une pinte, la quantité d'o-pium à huit, dix, et même douze grains, et celle de l'extrait de jusquiame, jusqu'à douze ou quinze grains.

En graduant ainsi les doses de ces médicamens, on y accoutume peu à peu l'économie, et de cette manière les malades supportent mieux des doses élevées d'opium ou d'extrait de jusquiame. Cependant, l'administration de ces moyens exige une grande surveillance. S'ils déterminent de la chaleur à la peau, de la sécheresse à la bouche, de la soif; si l'opium ou la jusquiame occasione de la constipation, de la pesanteur à la tête, de légers vertiges ou du narcotisme; si enfin, pendant l'emploi de ces médicamens, il survient à la peau des dartres, des pustules, des taches rougeâtres ou brunâtres, des boutons, des furoncles, il faut revenir aussitôt au traitement simple.

On ne doit prescrire les bains sulfureux ou de vapeurs, que lorsque les symptômes cutanés ne sont plus accompagnés d'inflammation. En général, il faut combattre les irritations viscérales qui compliquent les maladies vénériennes, comme si ces irritations se manifestaient chez des sujets exempts de syphilis.

On peut, en employant des moyens antiphlogistiques locaux, guérir les symptômes vénériens primitifs, sans le secours du traitement asthénique interne; mais les guérisons obtenues seulement par la modification locale, ne

sont pas toujours sûres, et elles peuvent exposer les malades à des récidives. Il est donc
prudent de leur faire suivre le traitement dont
nous avons parlé.

Traitement des symptômes.

Balanites. Dans la balanite simple, les soins
de propreté suffisent presque toujours. Le
malade baigne la verge dans une décoction émolliente tiède, plusieurs fois dans la
journée. Nous avons observé que les lotions
trop chaudes entretiennent et peuvent repro-
duire l'irritation du gland et du prépuce. Des
lotions froides font quelquefois développer
des adénites. Quand l'inflammation est apaisée, on fait laver le gland et le prépuce
dans une faible solution de sulfate de cuivre,
de sous-acétate de plomb, ou dans de l'eau
fraîche. Par ces moyens simples, on guérit les
ulcérations superficielles qui compliquent souvent la balanite. Lorsque la membrane interne
du prépuce forme de nombreux replis, la balanite est plus difficile à guérir ; mais elle cède
néanmoins aux moyens que nous avons indiqués.

Si l'ouverture du prépuce est accidentelle-
ment ou naturellement rétrécie, des injections
émollientes sont indispensables. On introduit
un morceau de linge fin entre le gland et le
prépuce, pour empêcher le contact immédiat
de ces parties.

Posthites. Si le prépuce est très-gonflé, d'un
rouge violacé, si la douleur est vive, cet état
inflammatoire ne doit pas être combattu par
des saignées locales. Les sangsues, si elles
étaient appliquées sur le lieu enflammé, pourraient déterminer la gangrène du prépuce.
Dans ce cas, on pose des sangsues au périnée,
au pubis, aux aines, si toutefois on n'a pas
lieu de craindre que les piqûres ne s'ulcèrent.
On met le malade à la diète absolue, on pratique des saignées générales; on lui administre
des boissons tempérantes, des lavemens émolliens, des bains tièdes, des demi-bains. Cette
inflammation ne résiste à ces moyens que
lorsqu'elle est compliquée de l'irritation d'un
organe intérieur.

Si le prépuce est d'un rouge clair; si la lumière pénètre son tissu, et si le gonflement
considérable de cette partie tient plutôt à l'œdématie du tissu cellulaire qu'à l'irritation des

membranes du prépuce, on résout ce gonfle-ment, en appliquant des compresses imbibées d'eau végéto-minérale, et en faisant un ban-dage compressif.

Dans le cas où l'ouverture du prépuce est trop étroite pour permettre de découvrir le gland, il est souvent difficile de déterminer si l'abondante suppuration qui sort à travers cette ouverture, est produite par une bala-nite, ou simple, ou compliquée d'ulcérations superficielles, ou si elle provient d'une bala-nite compliquée d'ulcérations profondes du gland, du frein, ou de la face interne du pré-puce. Voici quelques signes qui pourront éclairer le diagnostic.

Nous avons remarqué que dans la posthite simple, ou seulement compliquée d'ulcérations superficielles, le pus est d'une couleur jau-nâtre; il est épais, crêmeux, homogène, il a une odeur forte; il est semblable à la matière qui sort du canal de l'urètre, dans une urétrite aiguë.

Au contraire, dans la posthite aiguë compli-quée d'ulcérations profondes au gland, au frein, et à la face interne du prépuce, la rougeur de la peau est plus marquée dans un ou plusieurs

points que dans d'autres ; la pression du doigt
y détermine une douleur assez vive ; la matière purulente est d'un blanc grisâtre ou
rouillée, d'une épaisseur médiocre, elle n'est
point homogène ; elle offre une assez grande
quantité de petits grains blanchâtres, assez
semblables à ceux qui se forment dans les va-
cuoles des amygdales. Ces grains se voient à
l'œil nu ; mais on les distingue mieux, lorsqu'on
a étalé la matière purulente sur du papier
noirci. L'odeur du pus est forte, désagréable,
fétide même ; il est tellement irritant, qu'il ulcère quelquefois le pourtour de l'ouverture
du prépuce.

Ces distinctions sont importantes à établir.
Elles règlent la conduite que le praticien doit
tenir dans le traitement de cette espèce de
posthite. Elles méritent de fixer l'attention des
médecins qui observent les maladies vénériennes. Il nous est souvent arrivé de pratiquer l'opération du phymosis, dans des cas où
nous avons reconnu qu'elle avait été inutile,
parce que sans recourir à cette opération, nous
avons guéri un grand nombre de malades atteints de posthite aiguë et purulente. Les observations comparatives que nous avons faites

nous ont engagé à étudier la posthite avec plus de soin que nous l'avions fait dès le commencement de notre pratique.

Opération du phymosis. L'opération du phymosis nous paraît être indiquée dans les circonstances suivantes :

1° Lorsque l'ouverture du prépuce est naturellement rétrécie, on a lieu de soupçonner que le pus séjourne entre le gland et le prépuce, et que le contact continuel des surfaces de ces organes entretient leur irritation ;

2° Quand le contact prolongé de ces parties produit un gonflement habituel et détermine un tel changement dans la texture de ces organes, qu'il semble qu'il s'y est développé un corps dur et semblable à un cartilage ;

3° Si des ulcérations du gland et du prépuce, cachées sous ce repli, résistent au traitement local et au traitement interne ;

4° Si ces ulcérations sont nombreuses et étendues ;

5° Si elles occupent le pourtour du prépuce et y ont produit de profondes fissures ;

6° Si après quinze jours ou trois semaines de traitement, elles fournissent encore une abondante suppuration qui excorie les parties qu'elles touchent;

7° Si on a lieu de soupçonner que la matière qui reste amassée entre le gland et le prépuce y entretient les ulcérations, ou les transforme en ulcères phagédéniques, ce que l'on reconnaît à la douleur constante que le malade éprouve, au gonflement de la verge et à la mauvaise qualité de la suppuration qui devient sanieuse et fétide.

Nous fesons l'opération de la circoncision dans les cas suivans :

1° Lorsque le prépuce est très-allongé, pointu, et que son ouverture est très-étroite;

2° Lorsque le pourtour de cette ouverture est couverte d'ulcères;

3° Lorsqu'il y existe des végétations ou des fissures. Dans ces derniers cas, en faisant la circoncision, on agrandit l'ouverture du prépuce et on enlève les symptômes qui s'y étaient développés.

Il est souvent dangereux de faire l'opération du phymosis pendant la période inflammatoire, ou lorsque les ulcérations sont très-profondes et très-douloureuses. Dans ces cas, la verge devient quelquefois le siége d'un gon-

flement très-considérable ; la plaie qui résulte
de l'opération, s'ulcère, et est très-difficile a
guérir.

On a conseillé de ne couper qu'une portion
du prépuce, on a même proposé de n'inciser
que la membrane interne. Ces deux opérations
doivent être rejetées ; nous les avons plusieurs
fois pratiquées, et nous avons toujours vu survenir un gonflement inflammatoire très-considérable. La membrane externe, lorsqu'elle a
été conservée, ne tarde pas à s'enflammer, à se
tendre fortement ; il se développe une posthite très-intense, dont la vive douleur augmente l'irritation des ulcères ; une suppuration
abondante s'établit, et la portion du prépuce
qu'on a voulu ménager, s'ulcère ou même se
gangrène. Ces derniers accidens n'arrivent pas
toujours, mais l'inflammation ne manque jamais d'avoir lieu. On ne les observe pas dans
les cas ordinaires, lorsqu'on a prolongé l'incision de la membrane externe et de la membrane interne jusque derrière le gland ; dans
cette circonstance même, si l'incision n'a pas
compris toute la membrane externe, la bride
qui reste, s'enflamme, s'ulcère, et les deux
plaies latérales prennent un mauvais aspect.

Doit-on faire l'incision à la partie moyenne et supérieure du prépuce, ou à la partie inférieure près du frein? L'une et l'autre opération peuvent être pratiquées; mais on doit en général donner la préférence à l'incision supérieure, parce qu'elle permet de découvrir la totalité du gland, et que les soins de propreté peuvent être plus facilement observés. L'incision inférieure laisse moins de traces après la cicatrisation, elle est faite à la partie la plus déclive; mais cette dernière circonstance est défavorable à la guérison, en ce que les lèvres de la plaie, étant continuellement baignées par le pus de la posthite ou des ulcérations, guérissent plus difficilement.

Quel que soit le lieu où l'opération est pratiquée, la plaie qui en résulte doit être seulement recouverte d'une compresse imbibée d'eau de guimauve. Nous ne nous servons jamais ni de charpie, ni d'onguens, pas même de cérat, et nous avons observé que le bandage compliqué que plusieurs praticiens emploient, retient la suppuration, s'humecte d'urine, et empêche qu'on ne mette en usage les soins de propreté qui suffisent à la guérison.

Paraphymosis. Tous les paraphymosis, quelque anciens et quelque considérables qu'ils soient, cèdent au mode de réduction que nous allons indiquer. On place les quatre derniers doigts des mains sous le gland, on malaxe cet organe avec les pouces, pendant assez de temps pour le *faner* et le réduire au plus petit volume possible ; puis on prend la verge de la main gauche, en formant avec le pouce et le doigt indicateur, un anneau qui sert médiocrement le bourrelet du prépuce rétrocédé ; les extrémités des trois derniers doigts de la main gauche soutiennent la partie inférieure du gland, tandis qu'avec le pouce de la main droite (les autres doigts de cette main étant placés au-dessous de ceux de la main gauche), on presse de haut en bas et d'avant en arrière sur le gland ; on cherche à le faire passer sous le bourrelet du prépuce, que l'on pousse en avant, en faisant avec les deux mains quelques mouvemens en sens inverse, et sans employer aucun effort. En suivant ce procédé, on ne tarde pas à remettre les parties dans leur état naturel, sans faire éprouver au malade de grandes douleurs.

Lorsque le paraphymosis est ancien (qu'il s'est écoulé huit, dix ou quinze jours depuis

l'accident), le bourrelet du prépuce est circu-
lairement et profondément ulcéré ; il s'est
formé des adhérences. Dans ce cas, il faut détruire ces adhérences avec le pouce de la main
droite, en cherchant à faire franchir au gland
l'ouverture rétrécie qu'offre le bourrelet. Il est
impossible de réduire le paraphymosis, si on
ne déchire pas les adhérences qui se sont formées. Nous pensons que, dans aucun cas, on
ne doit pratiquer des incisions sur le prépuce ; qu'on doit surtout n'y pas appliquer
de sangsues. Lorsque le prépuce est très-
étroit, il vaut mieux réduire le paraphymosis
comme nous l'avons dit, et faire quelques jours
après l'opération du phymosis , si elle est nécessaire, que d'inciser profondément le prépuce, dans la vue d'en élargir l'ouverture et
de réduire plus facilement le paraphymosis.

Urétrites. Lorsque l'urétrite est aiguë, très-
douloureuse , accompagnée d'érections fréquentes, de fièvre, on doit pratiquer une ou
plusieurs saignées du bras, mettre le malade à
la diète absolue, à l'usage des boissons tempérantes, et appliquer quinze, vingt, ou vingt-
cinq sangsues au périnée. Si les symptômes inflammatoires continuent, on réitère l'applica-

tion des sangsues sur tous les points du canal de l'urètre où la sensibilité se manifeste; mais six ou huit sangsues suffisent, et quatre ou cinq sangsues sont appliquées sur les parties latérales du frein, quand la douleur se fait sentir vers la fosse naviculaire. On a remarqué qu'il était toujours avantageux de combattre l'inflammation, en commençant par le périnée, et en poursuivant d'arrière en avant tous les points douloureux du canal. Les émissions sanguines qui sont faites au périnée, agissent avec une grande efficacité, quand l'inflammation est accompagnée d'érections fréquentes et douloureuses de la verge. Les demi-bains, les lavemens émolliens ou narcotiques, l'usage d'émulsions nitrées, de pillules de camphre de nitre et d'extrait de jusquiame, calment les érections, apaisent les douleurs, procurent un sommeil paisible, et empêchent que l'urétrite ne devienne *cordée*, comme on le dit; on retire de grands avantages des injections émollientes fréquemment répétées. Les injections narcotiques calment aussi la douleur, mais elles sont contre indiquées pendant la période d'acuité. Quand la douleur a cessé, que le passage de l'urine est insensible, et qu'il n'existe plus qu'un écoulement peu épais et peu abondant, on fait des injections avec l'eau et le vin, puis avec le vin pur. Cette méthode nous réussit presque toujours.

Nous avons souvent employé avec succès le baume de copahu, à la dose de demi-once, d'une once et même de deux onces; nous avons plusieurs fois administré deux, trois et quatre gros d'huile essentielle de copahu, que M. Dublanc, pharmacien, a bien voulu nous envoyer pour en constater les effets. Ce nouveau médicament, que l'on doit à ce chimiste distingué, a, sous un plus petit volume, tous les avantages du baume de copahu, sans avoir aucun de ses inconvéniens. En y versant quelques gouttes d'acide sulfurique, il se colore en rose et perd l'odeur désagréable qu'il avait. On le donne dans une potion gommeuse, légèrement aromatisée. Des injections faites avec le deuto-chlorure d'oxide de sodium, étendu dans dix ou douze parties d'eau d'abord, ensuite dans six ou huit parties d'eau, ont été utiles dans quelques cas. Si le deuto-chlorure d'oxide de sodium réveille la douleur du canal, on ajoute à l'injection un peu de solution d'opium. L'oxide de fer, uni à l'opium, nous a paru quelquefois efficace, surtout chez les hommes blonds et lymphatiques. Lorsque les symptômes inflammatoires de l'urétrite sont primitivement combattus avec énergie, on n'a besoin de recourir à aucun moyen révulsif pour faire cesser l'écoulement blennorrhagique; la guérison s'opère en peu de jours.

L'application souvent répétée de sangsues au périnée, l'emploi des injections dont il a été parlé, ont souvent fait cesser des urétrites chroniques. Les injections faites avec la solution de sulfate de zinc, de sous-acétate de plomb, doivent être employées avec beaucoup de réserve, parce qu'elles sont souvent suivies de rétrécissemens du canal de l'urètre, et qu'il est difficile de déterminer l'époque où elles peuvent être utiles, sans nuire à la guérison de la maladie. On a quelquefois réussi, en employant la teinture d'iode à l'intérieur, depuis dix gouttes jusqu'à quarante, cinquante, soixante, soixante-dix gouttes et plus, dans les vingt-quatre heures; mais ce médicament n'est pas sûr; il produit souvent des accidens. On a aussi, dans quelques cas, mis en usage le poivre cubèbe, depuis vingt-quatre grains, jusqu'à la dose de six gros. Le poivre cubèbe est un moyen incertain, il est difficile d'en surveiller l'emploi ; d'ailleurs, il produit de la chaleur, de la soif, quelquefois des ardeurs d'urine. Le cachou, uni à l'oxide rouge de fer, peut être utile ; pendant l'administration de ce médicament, on donne la limonade sulfurique. On emploie aussi le sous-acétate de plomb uni à l'opium, le baume de copahu à haute dose en potion, en opiat ou en lavement.

Depuis que nous avons presque entièrement renoncé à l'emploi des révulsifs externes et internes dans le traitement des urétrites aiguës et chroniques, et que nous avons combattu ces maladies par les seuls anti-phlogistiques, nous avons obtenu de si nombreux succès, que nous ne sommes pas éloignées de croire que l'occasion d'employer les révulsifs doit se présenter fort rarement. Nous traitons les urétrites chroniques de la même manière que les urétrites aiguës simples. Ce qui nous a le plus souvent réussi dans ces maladies contre lesquelles on emploie si infructueusement tant de médicamens, c'est l'application plusieurs fois répétée de sangsues au périnée ; ce sont les bains, le régime végétal et adoucissant, et les injections avec le vin.

La ténacité des écoulemens blennorrhagiques tient souvent à la présence de rétrécissemens dans le canal de l'urètre. Dans ce cas il faut, ou cautériser ces rétrécissemens d'après la méthode de Ducamp, ou les inciser avec l'urétrothum de M. Amussat, ou obtenir la dilatation du canal de l'urètre en employant les bougies, suivant la méthode de M. Dupuytren.

La nécessité de dilater d'une manière permanente le point rétréci du canal de l'urètre sans agir sur la portion saine de ce conduit, nous a donné l'idée d'employer à cet effet des cylindres creux en argent, de la longueur d'un à deux pouces, et d'un diamètre variable, qu'on peut laisser à demeure pendant vingt-quatre ou trente-six heures dans le rétrécissement, et que l'on retire au moyen d'un fil de soie attaché à l'une de ses extrémités. Je vais à ce sujet rapporter une observation qui fera connaître les motifs qui m'ont conduit à employer la dilatation permanente.

M..., âgé de trente-huit ans, d'une forte constitution, avait eu une urétrite il y a seize ans, qu'il ne put convenablement soigner, pendant un long voyage qu'il faisait à cette époque.

Lorsque M... n'exerçait point le coït, l'écoulement diminuait et disparaissait même; mais aussitôt qu'il se livrait à cet acte, la blennorrhagie reparaissait, comme si M... eût de nouveau contracté une urétrite. Plusieurs fois il lui est arrivé de soupçonner que les femmes avec lesquelles il avait cohabité étaient affectées de blennorrhagie; mais bien loin de là, aucune d'elles n'a éprouvé d'écoulement. De temps en temps, il y avait de la difficulté à uriner, le jet des urines était mince et tournoyant. Ces phénomènes se manifestaient dans le temps même où l'écoulement avait disparu. Depuis quatre ans, chaque fois que M... se livrait au coït, il sortait quelques jours après un peu de sang du canal de l'urètre pendant l'émission des urines ; cet écoulement sanguin leur donnait une couleur rougeâtre; elles contenaient aussi du mucus et des filamens blanchâtres. A cette époque, des douleurs très-vives se firent sentir dans la région de la vessie, l'écoulement était très-épais, abondant, et l'introduction des bougies et des sondes déterminait des hémorrhagies. L'émission des urines était très-difficile.

M... consulta un médecin qui, après l'avoir

sondé, trouva cinq rétrécissemens dans le canal de l'urètre. Des sangsues furent placées au périnée, les saignées locales, les bains, les lavemens, la diète et l'usage des boissons tempérantes, calmèrent ces accidens. Quoique la présence des bougies fût très-douloureuse, on en introduisît cependant dans le canal de l'urètre pour amener la dilatation des rétrécissemens; mais il est arrivé presque toujours que M... ne pouvait les supporter et qu'il était obligé d'en cesser l'emploi. Cependant l'usage long-temps continué des bougies, malgré leur inconvénient, fit disparaître quatre rétrécissemens; un seul, situé à cinq pouces, résista à ce moyen, et les douleurs de vessie, et les hémorrhagies, continuèrent d'avoir lieu. M... alla aux eaux de Vichy, et reçut de l'usage de ces eaux un grand soulagement. Les douleurs de vessie disparurent presque complètement.

Il y a deux ans que M..., étant à Paris, alla consulter M. le docteur Ribes, qui lui conseilla une saignée générale, des sangsues au périnée, l'usage des bougies, le repos, les bains et un régime adoucissant. Ces moyens apaisèrent les douleurs de vessie que M... éprou-

vait encore ; mais l'écoulement et les hémor
rhagies ne cessèrent point.

Peu de temps après, M.... vint me consulter.
Après avoir plusieurs fois appliqué des sangsues au périnée, je mis le malade à l'usage de
l'iode, d'abord à la dose de douze gouttes dans
une potion gommeuse , puis de quinze, vingt
et vingt-cinq gouttes. Ce moyen n'amena aucune diminution dans l'écoulement. Ayant
sondé le canal de l'urètre , je reconnus qu'il
existait un rétrécissement circulaire à cinq
pouces ; le nitrate d'argent y fut porté quatre
fois , et la dilatation fut exercée au moyen de
bougies ; mais chaque fois que je prenais l'empreinte du rétrécissement , une assez grande
quantité de sang sortait du canal , cette hémorrhagie se renouvelait après la cautérisation
et l'introduction des bougies. Le rétrécissement
pouvait admettre une bougie de deux lignes.
Je conseillai alors les injections avec le vin ,
le chlorure de sodium ; mais elles produisirent
une grande irritation.

Je soupçonnai que la membrane muqueuse
de l'urètre était ex ulcérée. Dans l'intention de
rendre à cette partie le degré de solidité qu'elle
avait perdu , je fis des injections avec la dé-

coction de noix de galle. Ce nouveau moyen occasiona une vive irritation qui nous obligea à faire appliquer des sangsues au périnée. C'est alors que je conseillai à M... de faire faire un instrument au moyen duquel il pût porter sur le lieu malade, un pinceau imbibé de solution de sulfate de cuivre, ou de sulfate d'alumine et de potasse. L'irritation suivit l'emploi de ce moyen, et les hémorrhagies continuaient d'avoir lieu toutes les fois qu'on introduisait des sondes pour obtenir la dilation du point rétréci. M... avait remarqué depuis long-temps que la présence des bougies n'irritait pas seulement le point ou se trouve le rétrécissement, mais tout le canal de l'urètre. Cette remarque nous donna l'idée de chercher le moyen de dilater seulement le point rétréci, sans laisser dans le canal une sonde ou une bougie. Un pinceau de soie garni de cire jaune, et formant un cylindre plein, d'une ligne et demie d'épaisseur, sur un pouce de longueur, arrondi à ses extrémités, et tenu par l'une d'elles à un fil de soie, de huit pouces de long, fut porté dans le rétrécissement de la manière suivante. Le fil fut passé dans l'intérieur d'un conducteur, de manière que le cy-

lindre de cire , poussé par le conducteur, fut
introduit au-delà de cinq pouces ; celui-ci
fut retiré, et le fil fut maintenu autour du
gland. M... supporta pendant deux heures la
présence du cylindre. Au bout de ce temps, il
le retira au moyen du fil. On augmenta le volume du cylindre, et on le porta à deux lignes,
puis à deux lignes trois quarts d'épaisseur. Chaque fois que M... retirait le cylindre, il sortait
beaucoup de matière d'un blanc jaunâtre ; mais il
n'y avait point d'hémorrhagie ; seulement le
séjour du cylindre, que M... put cependant supporter pendant quatre heures , détermina de
l'irritation dans le canal de l'urètre et au gland.
Comme le cylindre était plein, M... était obligé
de l'ôter toutes les fois qu'il avait besoin d'u-
riner. Dans l'espoir de raffermir la membrane
muqueuse du rétrécissement , et de dilater en
même temps celui-ci , nous fîmes ajouter de
l'acétate de plomb à la cire qui composait les
cylindres. L'irritation fut plus considérable,
l'écoulement blennorrhagique assez abondant;
mais l'hémorrhagie ne reparut pas. L'application du caoutchouc, celle de la cire pure ou
mélangée à l'acétate de plomb, ramenant de
l'irritation , nous a fait penser que des cylin-

dres d'argent pourraient être mieux supportés ; et pour que M... pût uriner sans les ôter, nous les avons rendus creux. Notre espoir était fondé. M... a pu conserver pendant des journées entières, dans la portion rétrécie du canal, des cylindres d'argent, d'abord de deux lignes, puis de deux lignes et demie, de trois lignes, de quatre lignes, sans éprouver la moindre douleur. Matin et soir, au moyen du pinceau dont j'ai déjà parlé, M... portait sur le rétrécissement une très-faible solution de sous-acétate de plomb. Au bout de dix jours de l'usage continué de ces cylindres, l'écoulement a presque entièrement cessé, et les urines passent avec la plus grande facilité. Nous avons néanmoins conseillé à M... de continuer pendant quelque temps encore l'usage des cylindres.

Avant d'introduire le dilatateur, nous prenons une empreinte pour connaître le diamètre du cylindre dont nous devons nous servir, et mesurer la profondeur où se trouve le rétrécissement. Nous faisons passer le fil dans un conducteur gradué, de manière que le dilatateur y est comme ajouté. Le conducteur, armé du dilatateur, le pousse devant lui en pénétrant dans le canal de l'urètre. Lorsque nous sommes arrivé au point rétréci du canal que nous voulons dilater, nous l'y faisons entrer; et lorsqu'il y est retenu, nous retirons le conducteur et nous assujettissons le fil de soie autour du gland, ou en le nouant à des rubans que l'on fixe sur la verge. Le malade porte le dilatateur pendant vingt-quatre ou trente-six heures, urine sans difficulté et peut vaquer à ses affaires. Il arrive souvent que le rétrécissement s'élargissant, l'instrument est poussé par les urines. On le retire au moyen du fil, pour en placer une autre dont le diamètre est plus considérable.

Cette dilatation permanente offre des avantages et des inconvéniens. En l'employant on ne dilate que le point rétréci du canal ; les autres parties ne sont pas mises en contact avec un corps étranger ; on opère une dilatation permanente pendant vingt-quatre ou trente-six heures ; on provoque une sécrétion abondante dans la partie qui forme le rétrécissement; on obtient un effet prompt et sûr, et l'on évite au malade la douleur que produisent presque toujours les autres procédés.

Nous ne nous dissimulons pas qu'on peut

faire des objections peut-être fondées contre ce nouveau mode de dilatation, non sur sa manière d'agir qui n'est pas différente de la dilatation que l'on obtient en se servant de sondes et de bougies à demeure ; mais sur les dangers dont il pourrait être suivi, si le fil venant à se rompre ou à glisser, le dilatateur restait dans le canal de l'urètre, s'il prenait le chemin de la vessie et entrait dans cet organe. Il n'est aucun procédé qui ne présente des inconvéniens ; c'est au médecin à prendre toutes les précautions possibles pour les éviter.

D'ailleurs, si nous avons rapporté cette observation, ce n'est pas dans l'intention de proposer une nouvelle méthode pour obtenir la dilatation des rétrécissemens de l'urètre ; mais pour faire connaître un procédé qui nous a réussi et qui peut être employé dans certains cas. Un seul fait ne peut pas nous autoriser à conclure en faveur de ce mode de traitement.

L'usage du baume de copahu produit quelquefois à la peau une éruption qui est assez semblable à la rougeole scarlatineuse, elle est accompagnée d'une grande démangeaison. La diète, l'usage des bains, des boissons délayantes, des lavemens émolliens, font promp-

tement disparaître cette éruption. Ce médicament donne lieu aussi à des superpurga-
tions.

Nous avons observé quelques accidens après
l'application de sangsues sur la verge. Le
sang s'infiltre dans le tissu cellulaire du pénis,
et gonfle cet organe, ou il s'y développe une
œdématie qui produit le même effet. Ces accidens sont légers et plus rares qu'on ne le croit. Ils
se dissipent d'eux-mêmes, ou ils cèdent à l'application de compresses imbibées d'une solution de sous-acétate de plomb ou d'oxycrat,
maintenues au moyen d'un bandage compressif. Les sangsues, appliquées au périnée, ne
donnent presque jamais lieu à ces accidens.
Quelquefois on voit survenir des petits abcès
au-dessous des piqûres de sangsues. Ils s'ouvrent spontanément, et se cicatrisent en peu
de jours, à moins qu'il n'existe des ulcérations
dans d'autres parties de la verge ; alors chaque
piqûre de sangsues peut prendre les caractères
d'un ulcère vénérien, suivre la marche, et
avoir la terminaison de ce symptôme. Nous
avons vu quelquefois un ou plusieurs corps
durs, arrondis et semblables à des ganglions
gonflés, correspondre au lieu où les sangsues

avaient été appliquées : ils se dissipent avec l'urétrite.

Les sangsues appliquées sur le frein, ou sur les parties latérales de cette bride membraneuse, produisent quelquefois une hémorrhagie assez abondante pour obliger le médecin à cautériser les piqûres avec le nitrate d'argent. Cet accident arrive rarement.

Ophthalmie blennorrhagique. Dans l'opthalmie blennorrhagique, nous appliquons avec avantage quelques sangsues à la face interne des paupières et sur la conjonctive oculaire, après avoir fait une ou plusieurs saignées si le cas l'exige. Le vésicatoire, le séton à la nuque, le baume de copahu à dose purgative, les scarifications sur la conjonctive épaissie, ont été très-utiles dans quelques circonstances. Il se manifeste souvent sur la cornée des ulcérations qui perforent quelquefois cette membrane, et donnent lieu à la procidence de l'iris. Dans ces cas, l'application réitérée du nitrate d'argent a produit des guérisons. S'il reste des taches blanchâtres sur la cornée transparente, on les touche avec la solution d'opium ou le laudanum.

L'introduction de bougies dans le canal de

l'urètre, pour faire reparaître une blennorrhagie supprimée, ne produit pas constamment
l'effet qu'on en attend ; et c'est à tort qu'on a
rapporté à l'usage de ce moyen la guérison de
l'ophthalmie. La suppression de l'écoulement
ne précède pas toujours l'ophthalmie ; au contraire, dans presque tous les cas, elle la suit,
lorsque surtout l'irritation des yeux s'accompagne d'un appareil inflammatoire très-considérable.

Orchites. Si l'inflammation est très-intense,
nous pratiquons une ou plusieurs saignées générales, et nous appliquons quinze ou vingt
sangsues sur la peau du scrotum.

Un plus grand nombre de sangsues pourraient donner lieu à une hémorrhagie si considérable, qu'elle mettrait les jours du malade
en danger. Si la peau du scrotum est très-
rouge, très-tendue, si les rides qu'elle forme
sont entièrement effacées, si elle est lisse et
luisante par excès de tension, les vaisseaux
sont déplissés, ils deviennent très-superficiels
et le dard des sangsues les ouvre ; l'écoulement du sang se fait avec une grande abondance, jusqu'au moment ou la peau, moins
tendue, obéit à l'action du dartos et du cré-

master, et se plisse ; alors le sang ne s'échappe plus des vaisseaux ouverts avec autant de facilité et l'hémorrhagie diminue ; mais elle peut être encore assez considérable pour nécessiter la cautérisation des piqûres, ou l'application de compresses imbibées d'eau froide ou d'une liqueur styptique, ce qui nuit beaucoup à la prompte résolution des orchites. On doit donc, dans ce cas, ne poser que dix ou douze sangsues, et renouveler l'application de ce nombre de sangsues plusieurs fois dans la journée, si l'état inflammatoire l'exige. En agissant ainsi, le malade n'est point exposé à l'accident dont nous venons de parler et que nous avons souvent observé. Cette remarque pratique nous paraît très-importante ; elle nous sert, dans le traitement des orchites, à nous diriger sans que nous ayons jamais à redouter aujourd'hui les dangers d'une violente hémorrhagie.

Lorsque la peau du scrotum, rouge, tendue, est néanmoins encore plissée, et que nous remarquons qu'elle a conservé ce mouvement vermiculaire que l'impression de l'air ou des corps appliqués sur le scrotum réveillent et rendent plus actif, nous ne craignons point que l'application d'un grand nombre de sangsues soit suivie d'une forte hémorrhagie. Ces signes dénotent d'ailleurs que l'inflammation n'est pas considérable, et alors quinze ou vingt sangsues doivent suffire.

Le lendemain, la saignée locale est renouvelée, si la douleur persiste. Mais il arrive souvent que la douleur n'existe plus, quoique le gonflement inflammatoire paraisse plus considérable qu'avant la saignée locale. On pourrait croire alors qu'il est indiqué de la répéter de suite; mais nous avons observé qu'il vaut mieux mettre un jour d'intervalle entre la première et la deuxième application de sangsues. Celle-ci doit être moins copieuse que la première. Une troisième ou une quatrième application de six ou huit sangsues est jugée nécessaire, toujours à un ou deux jours d'intervalle, jusqu'à ce que le testicule ne soit plus douloureux à la pression; pendant ce temps, le malade prend des bains et fomente la partie. L'usage des fomentations émollientes est continué pendant quelques jours encore. Lorsque la douleur a entièrement disparu, et qu'il ne reste plus qu'un gonflement indolent du testicule et de l'épidydime, nous employons les fomentations faites avec une forte

9

solution de sous-carbonate de soude. Ces fomentations, renouvelées trois ou quatre fois dans la journée, sont employées jusqu'à ce que l'organe séminal soit revenu à son état naturel. Il est rare que l'usage continué de ce moyen manque son effet ; la guérison est prompte et sûre. Les avantages que nous avons retirés des fomentations faites avec la solution de sous-carbonate de soude, nous ont fait renoncer aux frictions avec la teinture d'iode, la pommade d'hydriodate de potasse, au liniment volatil, au vésicatoire et à tous les prétendus fondans qu'on emploie dans ce cas. L'application de la solution de sous-carbonate de soude produit d'abord de la chaleur à la peau du scrotum, qui rougit quelquefois légèrement. Chez plusieurs malades, la peau du scrotum se couvre d'une éruption de très-petits boutons vésiculeux, qui contiennent une humeur claire ou blanchâtre ; chez d'autres, il se forme des écailles très-minces ; dans ces cas, la douleur est assez vive pour nous obliger à recourir à des fomentations émollientes qui dissipent en peu de jours ce léger accident. L'appréciation du poids du testicule peut aussi régler la conduite du praticien dans l'emploi des saignées. Si aux signes dont nous avons parlé, se joint une pesanteur considérable du testicule, la résolution de l'orchite est plus lente, plus difficile. Il faut insister d'avantage sur les saignées locales, les renouveler souvent, mais employer peu de sangsues. Il faut les poser sur le trajet du cordon, et ne pas se hâter d'employer la solution de sous-carbonate de soude.

D'après ce que nous avons observé, cette solution, si elle était long-temps continuée, pourrait, dans l'orchite d'un seul côté, déterminer sinon l'atrophie, du moins une diminution considérable dans le volume du testicule resté sain. Il faut alors préserver cet organe de l'action de ce médicament.

Les orchites chroniques ne demandent pas un autre traitement; mais une ou deux applications de sangsues sont suffisantes; nous ne les prescrivons que lorsque le testicule est douloureux à la pression. Quand la douleur a disparu, nous employons la solution de sous-carbonate de soude. Cependant, il est des cas où les applications de sangsues doivent être renouvelées pendant quelque temps (trois quatre ou cinq sangsues suffisent tous les trois ou quatre jours); c'est lorsque le testicule est engorgé depuis une ou plusieurs années, que le cordon des vaisseaux spermatiques participe à la lésion de l'organe séminale.

Nous pensons que dans le traitement de l'orchite, on doit négliger de rechercher la cause qui a produit cette affection. C'est pour cette raison que nous ne faisons jamais d'injections irritantes dans le canal de l'urètre, et que nous n'y introduisons ni sonde, ni bougie, pour rappeler l'écoulement.

Si des fistules existent, nous appliquons dans ces fistules deux ou trois sangsues, tous les trois ou quatre jours. Le régime alimentaire doit être fort léger, fort peu nourissant. Il faut beaucoup de temps et de patience pour guérir cette maladie.

Il arrive quelquefois qu'il sort de ces fistules des végétations rougeâtres. Les applications de sangsues sont efficaces dans ce cas; mais elles ne suffisent pas toujours. On obtient la guérison, en enlevant tous les deux ou trois jours une petite portion de ces végétations, avec des ciseaux courbes, et on les humecte plusieurs fois par jour avec une solution d'opium gommeux. M. le professeur Gama a guéri, de cette

manière, un soldat dont le testicule menaçait
de passer à la dégénérescence tuberculeuse.
Si le traitement que nous venons d'indiquer
contre les orchites aiguës et chroniques est gé-
géralement adopté, ou verra diminuer le nombre des *sarcocèles*, et l'occasion de pratiquer
l'ablation des testicules, que ces affections
désorganisatrices exigent, sera heureusement
très-rare.

Ulcères. En général, nous obtenons la cicatrisation des ulcères simples, récens, en employant des lotions émollientes, en recomman-
dant aux malades les soins de propreté. Nous
ne faisons aucun pansement ; les ulcérations
sont recouvertes d'un linge imbibé d'une décoction émolliente, pour les soustraire à l'action de l'air, et empêcher qu'elles ne restent
en contact avec des parties saines ou avec
d'autres ulcérations.

Si le fond des ulcérations est gonflé, tendu,
si les bords sont durs, douloureux, quelques
sangsues appliquées dans l'intérieur calment
cette irritation ; mais il ne faut jamais les poser
sur les bords ou près des bords. Quand ces symptômes se sont dissipés, les ulcérations doivent
être touchées avec la solution d'opium ; et

lorsque la suppuration est presque tarie, que le fond est rougeâtre, que les bords sont de niveau avec la peau, les lotions avec la solution de sulfate de cuivre hâtent la cicatrisation : dans ce cas, l'application d'un morceau de linge sec suffit souvent pour la produire. La solution de nitrate d'argent, ou même l'application de ce caustique à l'état solide, ne doit être employée que lorsque les ulcères deviennent pustuleux.

Les ulcérations qui revêtent le caractère phagédénique exigent une ou plusieurs applications de sangsues. Cette saignée locale, répétée tous les deux ou trois jours dans le fond de ces ulcères, produit les plus heureux effets. Lorsque le fond est grisâtre, qu'une fausse membrane d'un blanc mat ou d'une couleur ardoisée tapisse l'intérieur de ces ulcères ; que le pus qui s'en exhale a une odeur désagréable, qu'il est gris, que l'ulcère, enfin, présente les caractères des ulcères compliqués de pourriture d'hôpital, des lotions avec le chlorure d'oxide de sodium ou de calcium affaibli, doivent être fréquemment faites dans la journée ; ces ulcères doivent être pansés avec un linge trempé dans la solution d'opium, si les bords sont gonflés et douloureux, ou dans le chlorure de sodium si ces accidens n'ont pas lieu. Nous ne nous servons jamais de plumasseaux de charpie, parce qu'ils agissent comme corps étrangers.

Les ulcérations qui se remarquent sur la peau de la verge, celles qui n'attaquent le derme que très-superficiellement, et dont les bords presque au niveau de la surface ulcérée, d'un gris verdâtre ou noirâtre, entourent un fond recouvert en totalité ou en partie, d'une fausse membrane très-adhérente, résultent souvent de l'application d'une substance irritante, et sont très-difficiles à guérir. Elles cèdent néanmoins aux moyens qui viennent d'être indiqués. Lorsque l'irritation est dissipée, on obtient la prompte cicatrisation de ces ulcères en entourant la verge de bandelettes de diachylon gommé, que l'on renouvelle tous les cinq ou six jours.

Beaucoup d'auteurs ont pensé qu'on peut, sans inconvénient, cautériser les ulcères aussitôt qu'ils apparaissent. MM. Ribes et Ratier viennent de conseiller cette cautérisation. Le premier pense qu'elle peut être faite quand l'ulcère est déjà formé le second veut qu'elle ne soit pratiquée que peu de temps après que la vésicule s'est rompue. Nous n'avons pas employé ce moyen sur un assez grand nombre de malades, pour pouvoir en apprécier la valeur : nous en parlerons lorsque l'expérience nous aura suffisamment instruit sur ce sujet. Quoique nous n'adoptions pas les idées théoriques de ces médecins qui restent attachés à la croyance d'un virus, nous pensons que la cautérisation des ulcères peut être avantageuse dans quelque cas ; mais ne serait-elle pas dangereuse si elle était pratiquée pour tous les ulcères ? Avant de résoudre cette question, ne faut-il pas attendre qu'un grand nombre de faits viennent nous éclairer ?

Adénites. Nous renvoyons le lecteur à ce que nous avons dit sur la théorie des adénites, dans le courant de ce Mémoire.

Si les adénites sont primitives, si elles se sont développées depuis peu de jours, ou si elles sont le résultat d'une balanite légère, d'ulcérations superficielles de la verge chez des individus robustes, et si elles sont accompagnées de rougeur à la peau, d'un gonflement peu considérable des ganglions, elles sont sus-aponévrotiques et on peut facilement obtenir leur résolution par des saignées générales et locales, l'application de l'oxicrat, de la solution de

sous-carbonate de soude, ou de la glace pilée.
Mais si elles sont consécutives, si elles durent
depuis plus de huit ou dix jours , si elles s'accompagnent d'une balanite très-intense et d'ulcérations multipliées et profondes; si les ganglions sous-aponévrotiques sont largement irrités; si enfin la douleur qu'elles font éprouver
aux malades est vive et poignante, quoique la
peau ne soit pas ou presque pas altérée dans sa
couleur; ces adénites sont sous-aponévrotiques, leur siége est dans les ganglions profonds de l'aine, un abcès est déjà formé, elles
doivent suppurer : la résolution n'en est plus
possible. C'est contre cette espèce d'adénite que
l'on abuse fréquemment des saignées locales
dans l'intention d'en obtenir la résolution. Les
premières applications de sangsues diminuent
le foyer inflammatoire, mais la douleur ne cède
pas : elle résiste avec opiniâtreté, et le lieu où
elle se montre indique au praticien la place
qu'occupe l'abcès. Il faut l'ouvrir le plus promptement possible, en faisant une ponction avec
une lancette; il sort de l'ouverture un pus
abondant, mêlé de sang, ou d'une couleur rougeâtre; sa quantité et sa qualité font juger de
la profondeur et de l'étendue de l'abcès. Les

pansemens consistent simplement en des fomentations émollientes souvent renouvelées.
Nous avons répété ici ce que nous avons déjà
dit; mais le sujet nous a paru assez important
pour être plusieurs fois remis sous les yeux du
lecteur. Quoique la résolution de ces adénites
sous-aponévrotiques soit très-difficile, on doit
tenter de l'obtenir, si elles sont très-récentes :
c'est le seul cas où il nous semble qu'elle soit
possible.

Nous avons obtenu des effets très-avantageux
d'une application permanente de sangsues.
A mesure que celles qu'on a posées tombent
on en remet d'autres, jusqu'à ce que les accidens inflammatoires aient cessé ou soient di-
minués. Si l'adénite reste indolente, on la fait
frictionner avec la teinture d'iode, la pommade d'hydriodate de potasse. Des fomentations d'oxycrat sont souvent utiles; l'application du froid, la compression, nous ont
réussi quelquefois. Nous avons employé les
cataplasmes de plâtre sans aucun succès.

Si après trois ou quatre applications de sangsues faites sur une adénite peu enflammée en
apparence, mais très-douloureuse, la douleur

ne s'apaise pas, si une pression légère devient insupportable, on doit renoncer aux saignées locales. Si la suppuration de cette espèce d'adénite s'annonce dans un point, si le gonflement des ganglions est très-considérable, s'ils forment profondément dans l'aine une masse dure, et presque insensible, l'ouverture de l'abcès doit être faite avec la potasse caustique, placée en travers et appliquée de manière à faire une large plaie, dans laquelle on pose trois ou quatre sangsues tous les deux ou trois jours.

Il arrive souvent que la suppuration s'étend au loin ; elle a décollé une grande partie de la peau, et l'a amincie dans quelques points. Si alors les ganglions de l'aine sont durs et gonflés, on doit appliquer en travers la potasse caustique, fendre l'escarre, et la faire tomber ; mettre tous les deux ou trois jours, trois ou quatre sangsues dans la surface ulcérée. Ces saignées locales, aidées des fomentations émollientes, procurent bientôt la détersion de la plaie et sa prompte cicatrisation. Celle-ci commence même vers les bords, avant que le fond de la plaie ne soit entièrement détergé.

Dans le cas où l'adénite est irritée par une

inflammation viscérale ou par des pansemens peu méthodiques, qu'elle offre des bords durs, renversés, douloureux et épais, nous avons toujours obtenu de bons effets de l'application de quatre ou cinq sangsues dans la surface ulcérée, là ou le gonflement inflammatoire est plus considérable ; nous répétons cette saignée locale tous les deux ou trois jours. Mais lorsque nous nous apercevons que malgré les applications de sangsues, l'irritation persiste, nous cessons l'emploi de ce moyen ; alors cette irritation est efficacement combattue par les narcotiques. Nous recouvrons toute la surface ulcérée de linges imbibés de solution d'opium. Ces linges doivent dépasser un peu les bords ; mais dans tous les cas, ils doivent être seulement apposés sur la plaie. L'appareil est recouvert de fomentations émollientes que l'on renouvelle plusieurs fois dans la journée. Si la suppuration est abondante, un second pansement est fait vers le soir.

L'application de l'opium fait d'abord éprouver au malade une très-légère douleur qui cesse huit ou dix minutes après le pansement ; puis l'absorption a quelquefois lieu, et procure un léger narcotisme. Voici les phéno-

mènes généraux que nous avons observés dans
ce cas. Trois quarts d'heure ou une heure
après le pansement le malade s'endort paisible-
ment, il a une légère transpiration ; pendant
son sommeil, qui dure une ou deux heures,
il entend le plus léger bruit, il distingue la
voix de ceux qui parlent, il comprend ce qu'ils
disent. Il veut, mais il ne peut se réveiller. Il
lui semble qu'une force inconnue, contre laquelle sa volonté fait des efforts inutiles, le retient comme enchaîné dans la position où il se
trouve. A ce sommeil inquiet et imparfait, suc-
cède un sommeil qui, d'abord moins agité, devient successivement plus profond, mais qui est
de courte durée. Il se réveille, calme, dispos ;
il ne sent ni gêne ni douleur. Ces phénomènes
ne s'observent pas chez tous les malades que
l'on panse avec la solution d'opium. Pour qu'ils
aient lieu, il faut que la surface ulcérée soit
très-large, qu'elle soit couverte de bourgeons
charnus, rougeâtres ; que la suppuration soit
peu abondante, et que l'ulcère ne soit pas
irrité. Il paraît que ces circonstances favo-
risent l'absorption de l'opium ; car elle n'a
pas lieu si la surface est sensible, gonflée ; si
la suppuration est abondante et de mauvaise

qualité, et si les bourgeons charnus, rougeâtres, sont rares encore. Au reste un léger
narcotisme est de bon augure, et chaque jour
marque les rapides progrès que l'ulcère fait
vers la guérison. On donne alors des boissons
acidulées, on tient le ventre libre au moyen de
lavemens émolliens, on administre des pédiluves. Il est inutile de dire que le narcotisme
qui résulte de l'usage intérieur de l'opium,
présente un caractère différent de celui qui a
lieu par l'absorption extérieure de ce médicament, et qu'on vient de faire connaître. Si le
narcotisme se prolonge, il faut cesser les applications d'opium, ou les rendre moins ac-
tives. Ces pansemens, faits avec soin et méthode, amènent assez promptement l'affais-
sement des bords. La cicatrisation a lieu à la
fois dans divers points, dans le cas où l'ulcération est très-étendue. La cicatrice des bords va,
pour ainsi dire, à la rencontre des espèces
d'*ilots*, ou des cicatrices partielles qui se sont
formées dans les parties centrales de l'ulcération.

La résection des bords, ou leur cautérisation profonde est, selon nous, une pratique
aussi cruelle qu'absurde.

Les sinus qui résultent du décollement de la peau, sont quelquefois difficiles à guérir, surtout lorsqu'ils ont lieu dans la direction du pli de l'aine, et à la partie interne, près du pubis et du scrotum. Nous croyons qu'il est inutile, et même nuisible, de faire des injections détersives, toniques, ou une compression de dehors en dedans. Le recollement de la peau s'obtient en mettant quelques sangsues au-dessous des sinus, ou même en faisant des pansemens simples.

Nous pensons qu'on doit éviter avec soin d'appliquer des sangsues sur les bords ou près des bords (partie externe) des ulcérations ou des adénites ulcérées, parce que si ces applications sont faites avant que les malades aient été modifiés par le traitement interne, on court le risque de voir chaque piqûre se tranformer en autant d'ulcères.

Dans le cas où il existe des ulcérations profondes au pénis, et des adénites aux aines, on doit n'appliquer des sangsues sur ces dernières (si elles sont encore indiquées), qu'au moment où les ulcérations de la verge ont perdu leur caractère aigu, et lorsque tout annonce que le malade commence à éprouver les effets du trai-

tement interne. Si les sangsues étaient appliquées avant cette époque, chaque piqûre de-
viendrait une nouvelle ulcération. On voit par
ces exemples, et par d'autres exemples rap-
pelés plus haut, combien il importe d'être ré-
servé sur l'emploi des sangsues, dans ces circonstances, et combien le traitement interne
influe sur la guérison des symptômes syphilitiques.

Nous avons renoncé à l'usage des cataplasmes
émolliens ou autres. Ces topiques entretiennent
le gonflement des adénites, y font développer
des éruptions souvent difficiles à guérir ; on
les remplace avec beaucoup d'avantages, par
des fomentations faites avec du molleton de
laine imbibé de décoction émolliente ; mais la
surface sur laquelle on applique ce tissu doit
être recouverte d'un morceau de linge fin.

Végétations à la verge. Si ces végétations
sont volumineuses, très-rouges, douloureuses,
nous y appliquons quelques sangsues, et nous
répétons cette saignée locale jusqu'à ce que les
végétations soient devenues insensibles. Dans
beaucoup de cas, on peut omettre la saignée
locale. Il fait alors calmer l'excitation par des
lotions et des fomentations émollientes et nar-

cotiques, des bains locaux. Lorsque les végétations sont blanchâtres, on les fait dessécher
et tomber en y appliquant de la solution d'o-
pium, plusieurs fois dans la journée. Voici ce
que l'on observe alors : les végétations deviennent bientôt d'un blanc jaunâtre dans les
points qui ont été touchés par l'opium; ensuite
elles noircissent et tombent comme desséchées.
Quelquefois ces portions se séparent avant de
passer au noir. Le même effet se produit jusqu'à ce qu'enfin la racine, comme on le dit,
se détache. On continue l'emploi du narco-
tique quelques jours encore après la chute
des végétations, puis on touche la partie avec
le sulfate de cuivre, ou le nitrate d'argent.
L'opium, en diminuant la sensibilité, arrête
le mouvement végétatif.

Lorsque les végétations, volumineuses d'ailleurs, présentent peu de bourgeons pédiculés,
la solution d'opium agit plus lentement ; pour
accélérer la chute de ces végétations, nous y
faisons des incisions avec la pointe d'une lancette ou avec des ciseaux. La saignée locale,
qui résulte de ces petites plaies, rend plus
prompte l'action de l'opium.

Végétations à l'anus, au périnée, au scro-

tum. Nous avons constamment observé que des applications de sangsues, plusieurs fois répétées en mettant un ou plusieurs jours d'intervalle entre chaque application, l'emploi des fomentations émollientes, puis de la solution d'opium, sont les moyens externes les plus efficaces contre les végétations à l'anus, au périnée, au scrotum. En général, ces végétations guérissent plus rapidement que celles de la verge.

Les végétations de l'anus qui dépendent d'une infection récente, sont rouges, volumineuses, applaties ; l'ouverture de l'anus est dilatée et *infundibuliforme*. Elles guérissent plus rapidement encore que les précédentes, par les moyens que nous venons d'indiquer.

L'excision et la cautérisation des végétations de la verge et de l'anus, nous paraissent plus nuisibles qu'utiles : nous n'employons l'excision partielle que pour hâter l'action de l'opium, et la cautérisation avec l'acide nitrique ou la potasse à l'alcool que lorsque les végétations ont une base large et que cette base tarde à se détacher des parties où elle est fixée ; c'est seulement dans la vue d'en hâter la chute, mais non pour détruire le principe qui leur a donné naissance.

Pustules, taches cuivrées, éphélides. Des bains simples, des lotions avec une décoction de plantes narcotiques, des bains sulfureux, des bains de vapeurs, suffisent ordinairement pour dissiper les symptômes, lorsque le traitement interne a changé la modification morbide. Nous avons souvent remarqué que tout ce qui augmente l'action de la peau nuit à la guérison de ces symptômes.

Dartres. Lorsqu'elles sont larges et multipliées, qu'elles forment des croûtes épaisses, elles sont presque toujours compliquées d'irritation gastrique. Une diète nourrissante, l'usage du lait, l'application de sangsues à l'épigastre, et sur tous les points de la dartre où l'irritation est vive, nous ont toujours paru être indiqués et suivis de bons effets. Lorsque l'irritation gastrique est calmée, s'il n'y a point de constipation, si la peau n'est ni sèche, ni chaude, si la tête n'est pas lourde, comme on le dit, nous administrons l'opium gommeux à l'intérieur, avec beaucoup d'avantages ; mais il faut commencer par une dose très-faible, et l'augmenter graduellement, en observant ses effets. Les moyens externes que nous employons se réduisent à des fomentations avec l'huile tiède, si les croûtes sont épaisses et dures ; à des fomentations émollientes, si les dartres sont vives et douloureuses ; à des lotions et des fomentations avec la décoction de têtes de pavots, si la partie où se trouvent les dartres n'est ni chaude, ni tendue, ni douloureuse.

Tous les topiques inventés contre les dartres nous paraissent très-rarement utiles, si jamais ils le sont. La guérison de ce symptôme est longue et difficile, lorsque les dartres ont déjà résisté à plusieurs traitemens mercuriels.

Les dartres du derme chevelu, les ulcères de cette partie, cèdent aux mêmes moyens.

Inflammation et ulcérations du voile du palais, des amygdales et de la paroi postérieure du pharynx. Une ou plusieurs saignées du bras doivent être pratiquées, si le sujet est pléthorique, et si la gorge est enflammée. Le malade doit être tenu à la diète absolue pendant la période d'acuité. Nous appliquons quinze à trente sangsues à la partie supérieure du cou, cette saignée est répétée si elle est jugée nécessaire ; la décoction d'orge miellée, des garga-

rismes émolliens, des lavemens, des pédiluves
chauds, sont prescrits. Lorsque les symptômes
inflammatoires sont apaisés, nous posons une
ou plusieurs sangsues dans chaque ulcération,
ou sur les points les plus irrités, s'il n'y a point
d'ulcération. Cette application de sangsues se
fait de la manière suivante : on traverse la partie caudale de la sangsue avec une aiguille en-
filée d'un fil de médiocre grosseur (de manière
que cette partie de la sangsue soit prise dans
l'anse du fil que l'on noue ensuite) ; on la fait
glisser dans un tube de verre, la bouche de
l'animal étant dirigée vers l'extrémité du tube
qui doit être posée dans l'ulcération. Ce tube
est assez long pour que, étant appliqué sur le
voile du palais, les amygdales ou le pharynx,
on puisse le tenir hors de la bouche du malade avec la main gauche, qui sert aussi à retenir le fil auquel est attachée la sangsue. Avec
la main droite, armée d'un stylet, s'il en est
besoin, on l'empêche de rétrograder. Lorsqu'elle a piqué, on fait glisser le fil dans le
tube, et on retire doucement celui-ci. Le malade tient le fil au moyen duquel il fait sortir
de la bouche la sangsue lorsqu'elle s'est déta-
chée. Nous avons retiré de très-grands avan-

tages de cette saignée, que nous employons au Val-de-Grâce depuis plus de deux ans. Dans ma pratique particulière, je l'ai mise en usage contre des palatites, des amygdalites aiguës et chroniques, et presque toujours avec succès.

Les malades éprouvent quelquefois des nausées ; mais elles cessent bientôt. Ils ne ressentent qu'une douleur fort légère, et en général, les sangsues appliquées dans les surfaces ulcérées ou sur les membranes muqueuses, font des piqûres moins douloureuses que lorsqu'on les pose sur la peau. Des gargarismes tièdes font abondamment saigner les piqûres faites par les sangsues.

Lorsque le voile du palais et les amygdales restent rouges et gonflés, nous les touchons tous les deux ou trois jours avec une légère solution de nitrate d'argent. Cette application dissipe souvent cette rougeur, qui dépend plutôt de l'injection capillaire que de l'irritation des parties.

Les vésicatoires, les rubéfians, appliqués au cou ou à la nuque, sont nuisibles. Il est rare qu'ils soient utiles vers la fin de la maladie. De larges cataplasmes placés chauds, dont on en-

toure le cou, produisent des effets très-avantageux.

Les perforations du palais, la carie de la
voûte buccale, des os palatins, cèdent aux
mêmes moyens. Mais il faut, dans ces cas
graves, que le traitement interne soit observé
avec exactitude, et que les malades soient te-
nus pendant long-temps à une diète nourrissante, lactée.

*Ulcères phagédéniques, serpigineux, carci-
nomateux du nez, des lèvres, de la face, des
membres, avec carie des cartilages, des os de
ces parties.* Les dartres vives et rongeantes,
celles qui forment des croûtes larges et épaisses,
ou des plaques minces et superficielles ; les
ulcérations profondes ou aphtheuses de la bouche, du voile du palais, des amygdales, du
pharynx, et les ulcères dont il est question
dans ce paragraphe, sont presque toujours la
suite de traitemens mercuriels faits sans méthode, de l'abus du mercure, de pansemens
irritans ou de l'emploi extérieur de substances
escharotiques.

Tous les individus chez qui nous avons observé ces douloureuses et dégoûtantes maladies, avaient été soumis à plusieurs traitemens

mercuriels , pendant lesquels les voies gastriques avaient été incessamment irritées par
des médicamens stimulans et par l'usage d'un
régime copieux animal et excitant.

C'est dans ces circonstances graves que le
praticien reconnaît les funestes résultats du
traitement mercuriel et les heureux effets de
la méthode simple que nous proposons. Les
succès que nous en avons retirés ont dé-
passé toutes nos espérances : ils ont servi surtout à décider notre entière conviction et à ramener à notre opinion tous ceux qui les ont vus.
Nous publierons ces faits dans un autre travail, et nous y joindrons des faits analogues que
nous avons recueillis dans notre pratique particulière. Aujourd'hui, nous devons nous bor-
ner à dire qu'ils ont eu pour sujets des hommes
affectés d'irritation chronique et profonde des
voies digestives et respiratoires, couverts de
dartres, dévorés d'ulcères phagédéniques, serpigineux, carcinomateux, avec carie ancienne
et étendue des os et des cartilages, et réduits
à un état voisin du marasme. Presque tous ces
hommes, malades depuis des années entières,
avaient traîné leur pénible existence dans différens hôpitaux, où des traitemens stimulans ,

variés à l'infini, avaient sans cesse accru la gravité des symptômes contre lesquels on les avait obstinément employés.

Les pièces modelées en cire qui représentent ces affreuses maladies, sont déposées dans le cabinet d'anatomie du Val-de-Grâce. Les observations qui y sont relatives seront publiées dans les Mémoires de médecine militaire.

Dans ces cas graves, et pour ainsi dire désespérés, le premier soin du praticien est de combattre, avec prudence et modération, toutes les irritations dont sont affectés les viscères. L'usage du lait pour toute nourriture, les boissons gommeuses et rafraîchissantes, le repos le plus absolu, concourrent à rétablir les organes intérieurs dans leur état normal. C'est ici qu'on retire de grands avantages *du traitement par la faim*. Lorsque les irritations viscérales se sont dissipées, on doit employer l'opium à l'intérieur, les légers sudorifiques, la tisane de Feltz, sans addition de mercure, varier ces moyens, observer leurs effets, les suspendre pour les reprendre ensuite, faire cesser les légers accidens que leur usage long-temps continué peut amener; revenir de temps en temps au traitement simple, avoir la patience d'attendre et ne pas se presser d'agir; relever le moral abattu du malade, dissiper ses craintes, fortifier son espoir, et faire voir, au milieu même des plus grands dangers, le calme qu'il est si nécessaire de montrer pour soutenir le courage de celui qui souffre, et qui met en vous toute sa confiance. En suivant ces préceptes, on ne doit désespérer de la guérison que lorsque la désorganisation d'un viscère est arrivée ou imminente, ou que les individus sont tellement affaiblis par des affections internes, ou par l'abus des mercuriaux, qu'il n'est plus permis de combattre ces affections par les moyens appropriés, sans compromettre l'existence des malades. Dans ces cas, s'il est prudent de les faire voyager, il faut leur conseiller de changer d'air, d'observer les règles hygiéniques qui leur conviennent, et de se nourrir exclusivement de lait, sans user d'aucun médicament.

Il est toujours difficile d'obtenir la modification curative, lorsque les maladies externes ont fait des progrès croissans et désorganisateurs; il y faut employer des années entières avec une courageuse persévérance.

Le traitement externe doit consister dans l'emploi mesuré des antiphlogistiques, des saignées locales, des applications narcotiques et émollientes. Il existe dans nos salles, un malade qui, à son entrée au Val-de-Grâce, il y a six semaines, portait à la partie supérieure, antérieure et externe de la cuisse, des ulcères serpigineux, très-profonds, dont les bords étaient décollés. Ces ulcères avaient, pendant plus de huit mois, résisté à un traitement interne, mercuriel et stimulant, et à des pansemens irritans : il a été guéri en moins d'un mois par le traitement simple.

Exostoses, périostoses. Nous avons eu fréquemment occasion de nous convaincre que les exostoses, les périostoses et les caries des os, sont des effets de l'usage abusif du mercure, surtout des frictions mercurielles. Les exostoses, proprement dites, s'observent rarement ; il est extrêmement difficile de les guérir. Il n'en est pas de même, relativement aux périostoses avec douleurs et gonflement du membre ; les saignées locales, souvent répétées, les font disparaître en peu de temps.

D'après ce qui précède, il est facile de voir que le traitement interne est réduit à la plus grande simplicité possible. Dans les affections récentes, nous n'employons point de médicamens, à moins que des complications ne nous y forcent. Dans les affections chroniques, secondaires ou mercurielles , une médication compliquée est inutile et les secours de la pharmacie sont presque nuls. Le traitement externe dans la plupart des cas se borne aux antiphlogistiques et aux soins de propreté. La charpie et les onguens ne sont plus employés dans les pansemens. Les onguens sont des irritans qui nuisent à la guérison des plaies ; la charpie retient la suppuration au lieu de l'absorber ; elle est inutile , et l'on pourrait peut-être en proscrire l'usage dans les hôpitaux militaires.

Le médecin qui est chargé dans un hôpital militaire de traiter les maladies vénériennes, ne doit jamais perdre de vue que les hommes à qui il prodigue ses soins, sont destinés , après l'expiration de leur service , à rentrer dans la vie civile et à devenir époux et pères. Sa sollicitude ne peut s'arrêter seulement à l'état présent de ses malades : leur avenir doit aussi se présenter à son esprit. Il est donc de son devoir de prendre tous les moyens possibles d'empêcher qu'ils ne conservent des traces de maladies vénériennes ou qu'ils ne contractent des infirmités , qui, bien souvent, altèrent, rompent les liens de famille, et empoisonnent l'existence. Notre attention est constamment dirigée vers ce but, et tous nos efforts tendent à l'atteindre. La méthode simple du Val-de-Grace, répond parfaitement, en ce sens, au principe qui nous dirige, et sous ce rapport, les résultats qu'elle fait obtenir remplissent tous les vœux de la philosophie et de la morale publique.

Les médecins qui ne sont point partisans de la méthode que nous employons au Val-de-Grâce, forcés néanmoins de reconnaître l'efficacité de cette méthode, se retrancheront avec une prudence apparente derrière la question des récidives, qu'ils mettront en avant pour intimider les praticiens; ils nous demanderont compte de ces récidives, et peut-être voudront-ils que nous leur fassions connaître leur nombre et leurs résultats. Si en France cette question est nouvelle et encore indécise, elle est déjà ancienne et résolue à l'avantage du traitement sans mercure dans tous les pays où ce traitement, tout imparfait qu'il est, a été cependant employé avec succès contre les maladies vénériennes, primitives et secondaires. Les faits recueillis par beaucoup de médecins, prouvent que les récidives, après la méthode sans mercure, sont infiniment moins nombreuses et moins graves que celles que l'on observe après le traitement mercuriel. Nous-mêmes, nous pourrons aussi offrir de semblables résultats. Les récidives légères que nous avons observées, ne sont arrivées que chez les hommes indociles qui, par de fréquens écarts de régime, ont rendu incomplète la modification curative que devait produire le traitement sans mercure.

La question des récidives, après le traitement sans mercure, ne peut être jugée que dans les hôpitaux militaires, où les hommes qui y sont traités de maladies vénériennes sont soumis à une surveillance active. En sortant des hôpitaux militaires, ils rentrent dans leurs corps, et pendant le temps qu'ils y passent, les chirurgiens - majors peuvent tenir une note exacte de leur état sanitaire, le faire connaître aux autorités et même aux officiers de santé qui ont intérêt à recueillir ces renseignemens. Les billets dont les hommes sont porteurs en sortant des hôpitaux militaires, peuvent indiquer si des écarts de régime ont contrarié les effets du traitement sans mercure. Si ces hommes sont dirigés sur différens hôpitaux, les notes recueillies sur les maladies vénériennes qu'ils ont eues, les traitemens auxquels ils ont été soumis, la plus ou moins grande exactitude qu'ils ont mise à les suivre, et les maladies dont ils ont été atteints à la suite de ces divers traitemens, peuvent être indiqués sur leurs billets d'entrée. De cette manière, les officiers de santé, aux soins desquels ils sont confiés, auraient du chirurgien-major du corps auquel ces hommes appartiennent, tous les renseignemens propres à les éclairer, sans être obligés de les recueillir de la bouche de malades qui les donnent souvent avec inexactitude.

Si les malades ont fait de fréquens écarts de régime, s'ils se sont exposés au froid pendant le traitement sans mercure, ou si, par toute autre cause, ils ont empêché les salutaires effets de ce traitement, on doit en tenir note, pour les distinguer de ceux qui ont rempli les conditions indispensables à leur parfaite guérison. Si on ne le fesait pas on n'aurait que des renseignemens imparfaits, et ce serait injustement qu'on attribuerait à la méthode sans mercure, des récidives qui tiendraient à l'indocilité et à l'insouciance des malades. Personne sans doute n'oserait nous rendre responsables des suites d'un traitement qui n'a pas été observé avec toute l'exactitude nécessaire à son succès.

Il faut aussi distinguer avec le plus grand soin, les symptômes qui doivent être classés parmi les récidives, et ceux qui proviennent d'une infection récente. Il serait contraire à toute justice de présenter, comme des récidives du traitement sans mercure, des symptômes récens, par la seule raison que les malades qui en seraient atteints auraient été antérieurement traités sans mercure pour des symptômes primitifs ou secondaires. On peut appliquer aux récidives, après le traitement sans mercure, ce que l'illustre Morgagni dit des observations : elles ne doivent pas être seulement comptées, mais pesées.

Dans une autre circonstance, on pourrait abusivement noter aussi comme récidives, des symptômes factices et non vénériens, dont la cause devrait être rapportée à l'application d'un caustique ou de toute autre substance irritante.

Si le traitement sans mercure n'était pas appliqué avec méthode, il pourrait paraître inefficace et donner lieu à des récidives. Alors ce ne serait pas le traitement qu'on devrait en accuser , mais l'insouciance ou le défaut de soins de ceux qui l'auraient dirigé : la valeur d'une chose ne doit pas se juger d'après le mauvais usage ou l'abus qu'on en fait.

Ce n'est pas le lieu d'indiquer toutes les mesures à prendre pour juger avec exactitude des récidives qui peuvent venir à la suite du traitement sans mercure. Mais si l'on me demandait quelles sont ces mesures, ce que je pense relativement au mode de leur application, aux avantages et aux inconvéniens qu'elles offrent? je répondrais qu'elles sont simples, qu'elles sont faciles à appliquer, et que les légers inconvéniens qu'elles présenteraient d'abord seraient bientôt réduits à rien par les grands avantages qu'on en retirerait ensuite. Je dirais plus : c'est que je suis convaincu que si on les prenait, ces mesures, non-seulement la guérison des malades serait encore plus rapide qu'elle ne l'est, mais aussi que les récidives seraient très-rares et très-légères, je dirais même nulles si je ne craignais d'être accusé de témérité.

Si des raisons, que je ne puis concevoir, empêchaient l'adoption de ces mesures, la question des récidives qui intéresse si hautement la science et l'humanité, resterait dans l'état où elle est. Ce serait en vain que l'on voudrait connaître, avec exactitude, le nombre proportionnel, le genre, la marche, les terminaisons et les résultats définitifs des symptômes secondaires qui peuvent s'observer à la suite du traitement sans mercure.

Quel que soit le mode que l'on adopte pour constater les récidives après le traitement sans mercure, et en faire connaître les résultats, nous n'en continuerons pas moins à rassembler tous les documens qui peuvent rendre plus facile et plus fructueuse cette recherche dont la complication et l'importance exigent une attention soutenue et un zèle infatigable.

Loin d'appréhender un examen rigoureux et réfléchi sur la question des récidives, nous le désirons sincèrement, et notre intérêt même est de le provoquer. Pour qu'il ait la plus grande authenticité, un caractère honorable et qu'on ne puisse démentir, le conseil de santé dont les lumières égalent l'active sollicitude, aura les noms des militaires que nous avons traités sans mercure, à l'hôpital du Val-de-Grâce, à compter du 16 avril 1825, jour où le service des vénériens nous a été confié.

Jusqu'à présent, les récidives, après le traitement mercuriel, n'ont pas été constatées avec
assez d'exactitude pour servir de terme de
comparaison. On ne s'est jamais occupé de les
rechercher; cependant elles étaient assez fréquentes et assez graves pour fixer l'attention
des praticiens. Les salles des hôpitaux étaient
encombrées de malades qui, à la suite d'un
ou plusieurs traitemens mercuriels, y séjour-
naient des années entières et en sortaient im-
parfaitement guéris des maux affreux que ces
traitemens avaient produits. Il résulte du re-
levé que nous avons fait, que parmi les hommes
qui sont sortis guéris de nos salles, depuis le 16
avril 1825, jusqu'au 31 juillet 1827, 1 sur 6 à
peu près, était atteint de récidives après le traitement mercuriel, ou de maladies produites
par l'usage abusif du mercure; et lorsque nous
avons pris le service, il y en avait 1 sur 4.

Que l'on compare avec impartialité les résultats de la méthode mercurielle et ceux de
la méthode sans mercure, et l'on verra que
cette dernière, sous le rapport seulement de
la durée du traitement et des accidens, a un
avantage inappréciable. On conçoit qu'il doit
en être ainsi. En suivant la méthode mercu

rielle et stimulante, on contrarie à chaque instant les efforts salutaires que les mouvemens
organiques font pour opérer la guérison; au
lieu qu'en employant la méthode sans mercure
et adoucissante, on favorise continuellement,
et on suit pas à pas les progrès efficaces de la
nature.

La méthode simple, qui est suivie à l'hôpital
du Val-de-Grâce, ne tardera pas sans doute à
être généralement employée dans les hôpitaux
militaires. Des hommes probes et vraiment
amis de la science, ont été chargés de l'appliquer dans plusieurs hôpitaux du royaume (1).
Les résultats qu'ils en retireront les mettront
bientôt à même d'apprécier cette méthode.
Déjà, dans plusieurs hôpitaux de la Marine,
elle a été substituée à l'ancienne. On en fait
l'essai dans un hospice civil de Paris, où l'on
reçoit chaque année un grand nombre de vénériens. Quoiqu'on n'y ait pas absolument
adopté la méthode simple, on la suit cependant, parce qu'on a connu les avantages qu'on

(1) MM. les membres du Conseil de santé militaire
des camps et armées du roi, ont invité les officiers de
santé de divers hôpitaux à employer le traitement sans
mercure qui est suivi au Val-de-Grâce.

en retirait dans l'hôpital du Val-de-Grâce, et
que les premiers essais qu'on en a faits ont été
aussi favorables qu'on pouvait l'espérer. Des
tentatives heureuses ont été faites en Angle-
terre, en Portugal, en Bavière, en Suède, en
Allemagne, dans l'Amérique Septentrionale,
dans le pays de Hambourg, et particulièrement dans les hôpitaux de Metz et de Stras-
bourg. Les gouvernemens Anglais, Bavarois et
Suédois, ont encouragé le zèle des hommes
qui se sont livrés à cette nouvelle étude thérapeutique ; les chefs de la médecine militaire
de ces royaumes en ont reconnu toute l'efficacité, et même des rois, dans des décrets particuliers, ont donné aux médecins qui propa-
geaient la méthode sans mercure des marques
de leur auguste bienveillance (1).

A l'exception de quelques médecins qui ont
fait de louables efforts pour vaincre les préjugés de la multitude, on était resté, en France,
servilement attaché à l'ancienne routine et à

(2) Avis fondé sur l'expérience contre l'emploi du
mercure dans les maladies vénériennes ; par François-
Joseph de Besnard, docteur en médecine, inspecteur-
général des hôpitaux militaires de Bavière. Munich,
1809.

une théorie non moins absurde que tyrannique. Il n'y a pas long-temps que les travaux de Thompson, de Rose, de Guthrie, de Carmichael, de Fergusson, de Hennen, de Gordon, de Brown, de Evans, de Jourdan, de Lefebvre; que la note officielle publiée par sir James Grégor et sir W. Franchlin; que le rapport de la commission de Suède, fesaient peu de sensation. Et tel est encore l'esprit dominant parmi nous, que l'on craint de lire l'ouvrage de M. Jourdan, qu'on a presque mal accueilli le livre de M. Richond, qu'on s'abonne avec peine à la Clinique de M. Devergie, et que le nouveau traitement du Val-de-Grâce est jugé témérairement par des hommes qui n'en ont qu'une idée inexacte et confuse.

Le traitement sans mercure a obtenu les suffrages d'hommes éclairés, dont l'opinion, fondée sur l'expérience, est d'un grand poids en médecine pratique. M. Gallée, l'un des inspecteurs-généraux du service de santé militaire, nous a dit l'avoir employé avec succès, depuis plus de 25 ans, à l'hôpital de Brest. M. le professeur Chaussier l'a adopté depuis long-temps; il le regarde comme plus ration-

nel et plus sûr que le traitement mercuriel.
M. le docteur Ribes l'a souvent mis en usage
et en recommande l'emploi dans ses écrits.
MM. Gama et Broussais, officiers de santé en
chef de l'hôpital militaire du Val-de-Grâce, qui
ont été témoins des résultats avantageux qu'il
produit, ont encouragé mon zèle et applaudi
à mes efforts. Ces médecins et MM. Damiron,
Fleury et Bégin, ont appliqué aux maladies
vénériennes qu'ils ont traitées dans les services
de fiévreux et de blessés au Val-de-Grâce la
méthode que nous suivons, et ils n'ont eu qu'à
se louer de ses heureux effets.

Nous avons donc lieu d'espérer, et nous
sommes fondés à croire que la méthode sans
mercure sera bientôt accueillie et employée
par les praticiens instruits qui, toujours prêts à
adopter ce qui est bon et utile, n'attendent que
des faits qui éclairent leur opinion, dissipent
les doutes de leur esprit et entraînent la conviction. Mais il est probable qu'elle sera re-
poussée, calomniée même par ces routiniers
qui voient toujours avec regret s'applanir
l'ornière dans laquelle ils se sont si long-
temps traînés, et qui, restant immobiles quand
la science marche, aiment mieux médire de ses

progrès que de les suivre. Aussi peu faits pour assurer la fortune d'une nouvelle méthode thérapeutique, que pour en accomplir la ruine, celle que nous proposons n'a rien à attendre ni rien à redouter de l'opinion de tels hommes.

Il nous importe donc peu de les ramener à notre sentiment, nous croyons même que nous l'essaierions en vain ; mais nous aspirons à convaincre les médecins estimables qui, trop confians dans le mercure, le croient utile dans tous les cas et dans toutes les circonstances. Nous osons nous flatter que ces praticiens qui se trompent de bonne foi et qui, par je ne sais quelle conviction, restent attachés à la méthode mercurielle, ne rejetteront pas absolument la méthode simple que nous suivons. Sans doute, ils regarderont comme un devoir d'examiner si nos assertions sont fondées, si les faits qui nous ont convaincus nous-mêmes sont exacts, s'ils sont aussi nombreux que nous l'avons annoncé, si enfin ils prouvent l'inutilité du mercure. Nous appelons de tous nos vœux un examen impartial ; mais en supposant que la force et le nombre des faits qu'ils observeront ne suffisent pas pour les convaincre de l'inutilité du mercure dans le traitement des maladies vénériennes, quelle que soit l'opinion qu'ils professent, il est impossible qu'il ne reconnaissent bientôt, et ne proclament à leur tour, la nécessité des pansemens simples, l'utilité des antiphlogistiques et l'efficacité du régime végétal et adoucissant, et qu'ils soient forcés de convenir eux-mêmes que les mercuriaux doivent être administrés avec la plus grande réserve. Nous ne doutons pas que plus tard ils n'en abandonnent l'usage, et ne le considèrent que comme un modificateur qui peut offrir quelques avantages, dans des cas qui doivent être bien rares, puisque nous les avons infructueusement cherchés depuis plus d'un an, sur un grand nombre de malades.

Certainement les travaux de nos devanciers, ceux qui vont suivre l'essai que nous offrons au public, produiront d'importantes améliorations dans le traitement des maladies syphilitiques; et, si, comme tout nous le fait présumer, nos espérances se réalisent, si la méthode sans mercure est exactement et sagement appliquée au traitement des maladies vénériennes, pourrait-on nous blâmer de dire qu'elle sera un véritable bienfait pour l'humanité? En effet, elle rendra ces maladies de plus en plus légères;

elle diminuera certainement le nombre et la gravité des accidens qui les compliquent souvent pendant le traitement mercuriel; on ne verra plus ces marques honteuses et ineffaçables qui ont troublé le repos de tant de familles, et empoisonné l'existence de ceux qui les portaient. Elles disparaîtront sans retour, ces nombreuses maladies mercurielles, ces affections chroniques et désorganisatrices dont les dangers se multiplient et s'accroissent, en raison des doses de mercure qu'on emploie pour les combattre; les symptômes syphilitiques ne revêtiront plus les caractères graves qu'on leur a assignés jusqu'à ce jour; leurs phénomènes seront simples, leur guérison sera rapide et exempte d'accidens; enfin les hôpitaux où sont traités les individus atteints de maladies vénériennes n'offriront plus ce spectacle hideux que plusieurs d'entr'eux présentent encore aujourd'hui. Ces consolantes idées, ces espérances flatteuses sont bien dignes sans doute d'enflammer le zèle de tous les hommes qui sont jaloux de servir les intérêts de la science et de contribuer au bien de leurs semblables.

FIN.

Décembre 18